Sindrome Coronarica Acuta

Un nuovo modo di fare diagnosi
Un nuovo modo di impostare la terapia

Ferdinando Maria Massari

Sindrome Coronarica Acuta

Un nuovo modo di fare diagnosi
Un nuovo modo di impostare la terapia

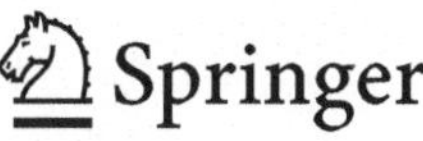

F. M. Massari
Divisione di Cardiologia
Ospedale Maggiore IRCCS
Milano

Si ringraziano il Gruppo SANOFI-AVENTIS e BRISTOL-MYERS SQUIBB
per avere contribuito alla realizzazione di questo volume

Springer fa parte di Springer Science+Business Media

springer.it

ISBN 88-470-0308-3

Coordinamento redazionale: Nicola Miglino, Andrea Ridolfi
Progetto copertina e impaginazione: Marco Lorenti, Varese
Produzione: Laura Mantovani

Prefazione

Ventisette anni di Unità Coronarica mi hanno permesso di essere testimone di una serie di cambiamenti talmente profondi e radicali da consentire, in questo periodo, di poter riscrivere più volte la storia dell'approccio classificativo, diagnostico e terapeutico dell'angina instabile e dell'infarto miocardico acuto.

Il recente avvento di clopidogrel, degli inibitori GP IIb/IIIa, dell'eparina a basso peso molecolare, l'utilizzo sempre più ampio dell'indagine coronarografica, la pressoché quotidiana evoluzione dei *devices* utilizzati dagli emodinamisti hanno rappresentato una "rivoluzione" pari a quanto avvenne all'epoca dell'inizio del GISSI 1, che aprì definitivamente la strada alla terapia trombolitica nell'infarto miocardico acuto.

Parallelamente, l'enorme mole di letteratura rapidamente pubblicata a cavallo tra la fine del secondo e l'inizio del terzo millennio, mi ha indotto a mettere un certo "ordine" nelle mie idee e, confido, anche in quelle del Lettore, specie il giovane cardiologo che si affaccia a questa professione, o l'internista che comunque si trova a ricoverare nel proprio Reparto il paziente con Sindrome Coronarica Acuta, ovvero tutti gli altri cardiologi anche più esperti, ma avvezzi ad altre pratiche specialistiche.

Dedico questo lavoro ai miei Maestri, primo fra tutti il professor Antonio Lotto, che nel lontano 1976 mi accolsero – ancora studente – in quell'Unità Coronarica del Policlinico di Milano che, ancora oggi, mi vede dedicato alla cura del paziente ischemico, sicuramente con mezzi diversi, ma altrettanto sicuramente con quella stessa razionalità operativa che solo da loro ho avuto la fortuna di apprendere.

Ferdinando M. Massari

Indice

1. Introduzione

Tra la fine del secondo e l'inizio del terzo millennio si sono verificati in cardiologia, e sono tuttora in corso, dei cambiamenti che possono essere paragonati solo al periodo in cui la trombolisi, con il GISSI 1 [1], venne introdotta su larga scala nel trattamento dell'infarto miocardico acuto (IMA).

Le novità che oggi sono in fase di evoluzione riguardano sia il modo di definire la cardiopatia ischemica acuta, sia il modo di curarla. Novità che, innegabilmente, originano non solo dall'applicazione delle nuove tecniche diagnostiche di laboratorio e dagli sviluppi della ricerca farmacologica, ma anche dall'aumento della popolazione di coronaropatici acuti e instabili che giungono precocemente in ospedale una volta che insorgono i primi sintomi.

Il recente studio BLITZ [2], organizzato dall'ANMCO in 296 UCC italiane e mirato anche sul ritardo evitabile come proseguimento del precedente GISSI *Ritardo Evitabile* [3, 4], ha dimostrato che nel confronto tra le due indagini, quindi tra il 1991 e il 2001, i pazienti con IMA giunti entro due ore dall'esordio dei sintomi sono passati dal 34 al 49%, mentre quelli giunti oltre le prime sei ore sono diminuiti dal 37 al 24% (Fig. 1).

Parallelamente i più recenti dati epidemiologici europei, che derivano dall'*Euro Heart Survey ACS* [5], e mondiali emersi dallo studio GRACE (*Global Registry of Acute Coronary Events*) [6], hanno messo in evidenza che nel contesto della popolazione ricoverata con diagnosi iniziale di Sindrome Coronarica Acuta (SCA) un'importante quota evolve verso una diagnosi finale di angina instabile o infarto non Q.

Nel primo studio, infatti, su un totale di 14.271 pazienti ricoverati per dolore toracico, 10.484 venivano classificati come affetti da SCA; di questi, all'ECG:
- il 42,3% presentava all'esordio ST sopraslivellato;
- il 51,2% *non* presentava ST sopraslivellato;
- il 6,5% rientrava in quella categoria definita come *undetermined ECG*.

Dei pazienti con ST sopraslivellato:
- il 13% è evoluto come angina instabile;
- il 22,2% come IMA non Q;
- il 64,8% come IMA Q.

Dei pazienti senza ST sopraslivellato:
- il 65,2% è evoluto come angina instabile;
- il 26,9% come IMA non Q;
- il 7,9% verso l'IMA Q.

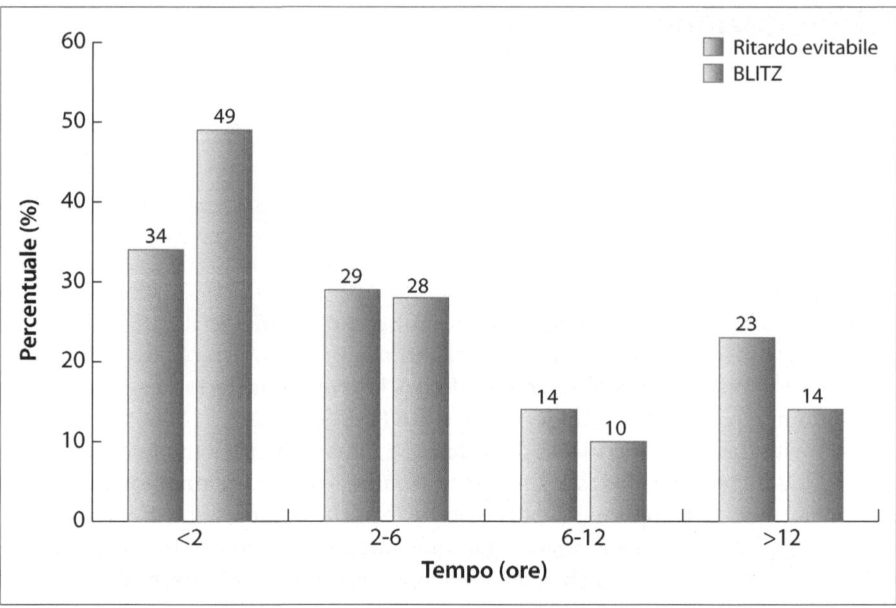

Fig. 1. Confronto tra gli studi GISSI Ritardo Evitabile (anno 1991) e BLITZ (anno 2001): si osserva com'è aumentata la percentuale di pazienti coronaropatici che giungono precocemente in ospedale dopo l'insorgenza dei sintomi stenocardici.

Lo studio GRACE, su un totale di 11.543 pazienti, ha indicato che la diagnosi finale era:
- STEMI (ST-*Elevation Myocardial Infarction*) nel 30% dei casi;
- NSTEMI (Non-ST *Elevation Myocardial Infarction*) nel 25% dei casi;
- angina instabile nel 38%.

Il tutto a indicare, quindi, che negli ultimi tempi una quota numericamente sensibile (circa 2/3) dei pazienti ricoverati in Unità coronarica per SCA è costituita da soggetti con angina instabile e NSTEMI, il che giustifica quelle evoluzioni, anche radicali, classificative, diagnostiche e d'approccio terapeutico, che hanno caratterizzato la letteratura più recente e che verranno di seguito analizzate.

2. L'elettrocardiogramma nella Sindrome Coronarica Acuta

Nella citazione degli studi *Euro Heart Survey*-ACS e GRACE sono stati introdotti i termini di STEMI (ST-*Elevation Myocardial Infarction*) e NSTEMI (*Non*-ST *Elevation Myocardial Infarction*): in prima istanza devono, pertanto, essere illustrate le principali variazioni ed evoluzioni elettrocardiografiche da cui sono nate queste terminologie e che, come vedremo, condizionano anche le scelte terapeutiche [7-10].

L'ST *soprallivellato* è espressione d'ischemia transmurale o a tutto spessore e, in genere, rappresenta il primo stadio dell'infarto miocardico (STEMI); nelle fasi molto precoci è possibile registrare la cosiddetta fase zero, o di "ripolarizzazione precoce", che precede il sopraddetto soprallivellamento di ST.

Il primo stadio elettrocardiografico dell'IMA, in tempi variabili che risentono anche della terapia effettuata, evolve verso il secondo, terzo e quarto stadio, laddove
a) il secondo stadio è caratterizzato dall'iniziale comparsa dell'onda Q, dall'iniziale discesa del tratto ST e dall'inizio di negativizzazione dell'onda T;
b) il terzo stadio può essere rappresentato dal QS, segno di necrosi transmurale, ovvero dal qR, segno di necrosi non transmurale;
c) nel quarto stadio permane l'onda Q e, in una piccola percentuale di casi (circa 10%), può addirittura realizzarsi una completa normalizzazione dell'ECG (Fig. 1).

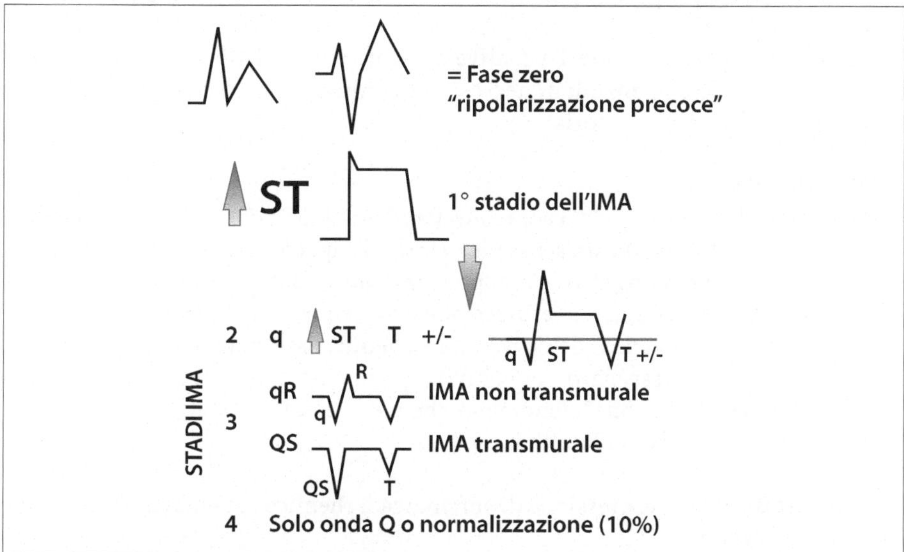

Fig. 1. Quadro classico dell'ECG nell'infarto miocardico: a partire dalla fase zero o di "ripolarizzazione precoce" sino al quarto stadio.

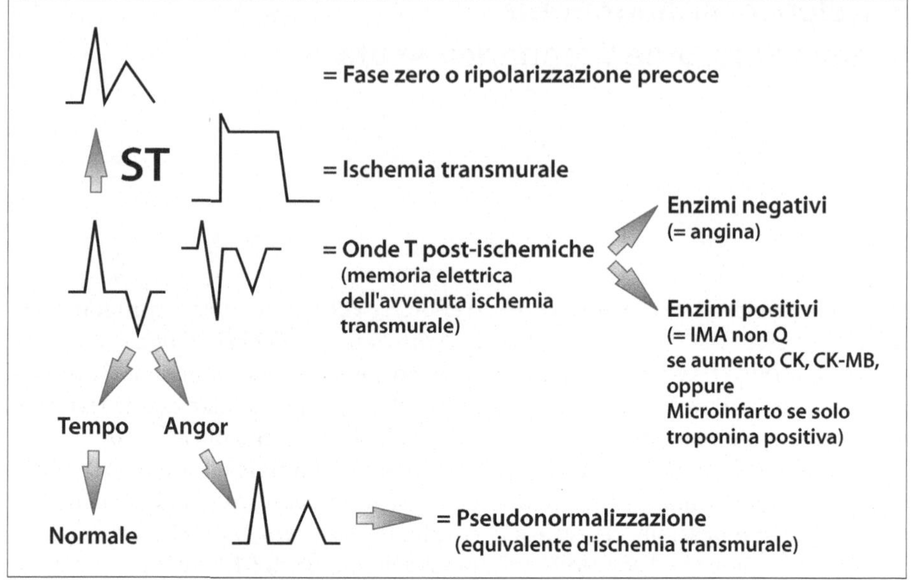

Fig. 2. ST sopraslivellato espressione d'ischemia transmurale: evoluzione nel tempo, in caso di recidiva di angor e correlazione con il movimento enzimatico.

Il sopraslivellamento di ST può presentare anche altre evoluzioni (Fig. 2):

a) verso la comparsa di onde T negative oppure spianate e, talora, anche verso la normalizzazione dell'ECG, senza quindi comparsa di onde Q, ma in ogni caso con enzimi di necrosi miocardica (CK, CK-MB) positivi. In questo caso si parla di *infarto non Q*; se la CK e la CK-MB sono negative, ma è isolatamente positiva la troponina, si parla, come in seguito verrà più dettagliatamente spiegato, di *microinfarto*;

b) verso la comparsa di onde T negative/spianate o il ripristino di ECG normale, ma in ogni caso con enzimi di necrosi miocardica negativi, così come si verifica in caso di angina pectoris.

È da ricordare che:

- la velocità di risoluzione del sopraslivellamento di ST (-50% a 60 minuti dall'inizio della trombolisi) è un sensibile marker di riperfusione miocardica ed è in grado di predire la prognosi sia dopo trombolisi, sia dopo angioplastica;

- le onde T negative non sono espressione d'ischemia in atto, bensì rappresentano la "memoria elettrica" dell'avvenuta ischemia. Esse, nel tempo, possono poi normalizzarsi. Se esse, però, si positivizzano in caso di dolore si parla allora di "pseudonormalizzazione", fenomeno che è espressione, anch'esso, d'ischemia evolvente verso la transmuralità.

L'ST *sottoslivellato*, espressione di sofferenza ischemica subendocardica, può, a sua volta, evolvere:

a) verso il ritorno all'isoelettrica con comparsa di onde T negative, onde T spianate, oppure con completa normalizzazione dell'ECG; il tutto associato a movi-

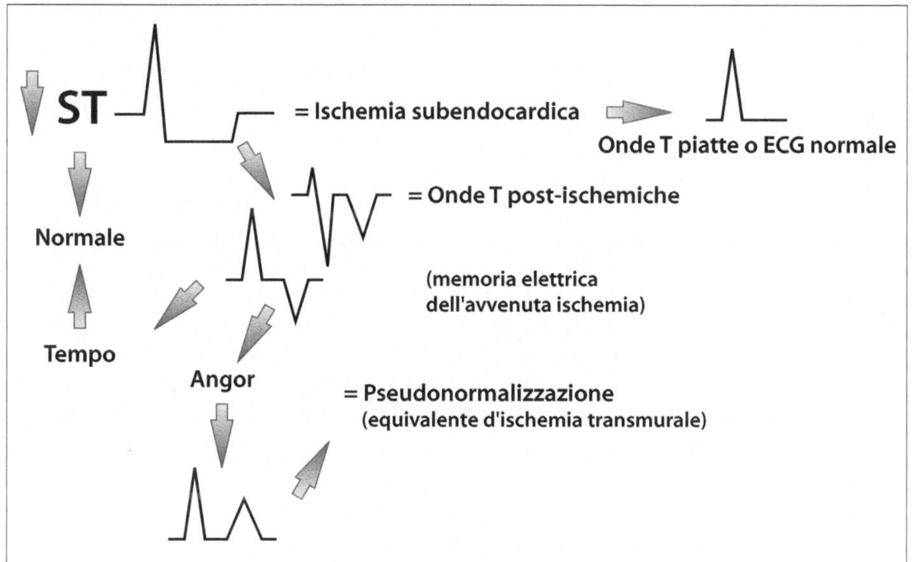

Fig. 3. ST sottoslivellato: significato ed evoluzione nel tempo e in corso di recidiva di angor.

mento degli enzimi di necrosi (NSTEMI);
b) verso il ritorno all'isoelettrica con comparsa di onde T negative, onde T spianate oppure con completa normalizzazione dell'ECG, il tutto, però, con enzimi negativi, come si realizza nel caso dell'angina pectoris (Figg. 3 e 4 e Tabella 1).

Per ciò che concerne le correlazioni fisiopatologiche, il sopraslivellamento di ST corrisponde all'occlusione acuta e persistente di un ramo coronarico epicardico.

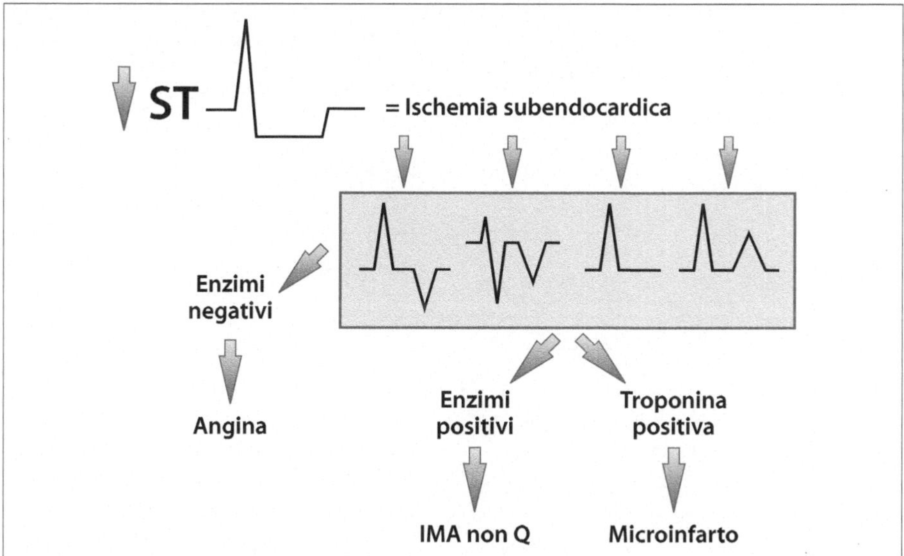

Fig. 4. Ischemia subendocardica: correlazione con il movimento enzimatico.

Tabella 1. Diversi aspetti della SCA

	CK, CK-MB	Troponina	ECG
Angina	Negative	Negativa	Variazioni ST/T
Microinfarto	Negative	Positiva	Variazioni ST/T
IMA non Q	Positive	Positiva	Variazioni ST/T
IMA non transmurale	Positive	Positiva	Piccola onda Q (o qR)
IMA transmurale	Positive	Positiva	QS

Questo deve essere reso nuovamente pervio nel minor tempo possibile, farmacologicamente o meccanicamente, al fine di limitare l'estensione della necrosi finale, da cui l'assioma "il tempo è muscolo".

Le alterazioni diverse dal sopraslivellamento sono, invece, correlate ad alterazioni transitorie di flusso in corrispondenza di una placca complicata o ulcerata, ma tali da non implicare una sofferenza del muscolo in senso transmurale.

A ognuna delle alterazioni elettrocardiografiche sopra descritte, infine, corrisponde un differente destino prognostico in termini di morte o infarto [11]. A un anno, infatti:
- i pazienti senza alterazioni ECG all'esordio dei sintomi sviluppano eventi in circa l'8% dei casi;
- i pazienti con sola inversione dell'onda T vanno incontro a eventi negativi nel 14% dei casi circa;
- in caso di sopra- oppure sottoslivellamento di ST le percentuali di pazienti salgono al 16-18%;
- in caso di sopra- e sottoslivellamento di ST alla presentazione del paziente, la percentuale di soggetti che sviluppano eventi sfavorevoli nel follow-up sale a valori appena superiori al 25%.

3. La modifica della definizione di infarto miocardico

Secondo i criteri OMS pubblicati nel 1979, la diagnosi di IMA poteva essere formulata se coesistevano almeno due su tre dei seguenti criteri:
- dolore toracico tipico;
- incremento di almeno tre volte il valore basale e successivo decremento, secondo una ben specifica cronologia, dei classici enzimi miocardici (CK, CK-MB), associati al consensuale incremento e decremento, secondo la loro cronologia, degli altri parametri enzimatici (GOT, GPT, LDH e mioglobina);
- tipiche alterazioni elettrocardiografiche con sviluppo di onde Q patologiche [12].

Le più recenti acquisizioni raggiunte in tema di marker di necrosi miocardica hanno portato, negli ultimi anni, all'impiego routinario nella pratica clinica di nuovi indici di necrosi miocardica più specifici e sensibili, come la troponina I e T (TnI e TnT).

Necessariamente ne è derivata una revisione critica della definizione di IMA (da 6 ore a 7 giorni) o in evoluzione (da 7 a 28 giorni). Tale revisione è sfociata nel documento congiunto ESC/ACC pubblicato contemporaneamente tra il 2000 e il 2001 in tre riviste [13-15] e nel quale si pongono in essere i nuovi criteri. Essi sono rappresentati da:
1) tipico rialzo e graduale diminuzione, nel caso della troponina, o più rapido rialzo e caduta per CK-MB con almeno uno dei seguenti elementi:
   a) sintomatologia di tipo ischemico;
   b) sviluppo di onde Q patologiche all'ECG in almeno due derivazioni contigue: qualsiasi onda Q in V1-3, onde Q di durata >30 msec e profondità di oltre 1 mm in DI-aVL, DII-aVF, V4-5-6;
   c) alterazioni elettrocardiografiche d'ischemia: sopra- o sottoslivellamento di ST;
   d) intervento di angioplastica coronarica.
2) Quadro anatomo-patologico indicativo di necrosi miocardica acuta.

Quindi, in prima battuta, sono i marcatori di necrosi miocardica a svolgere il ruolo di protagonisti, ormai giudicati così importanti da far sì che gli altri elementi clinici/strumentali (dolore stenocardico, alterazioni del tratto ST-T, sviluppo di nuove onde Q patologiche) vengono a seguire per poter dichiarare un paziente affetto o meno da IMA.

Viene considerato indicativo di necrosi miocardica:
- un valore massimo di troponina >99° percentile dei valori del gruppo di riferimento in almeno una rilevazione nelle 24 ore successive all'evento sintomatologico d'esordio tipico per ischemia miocardica;
- un valore massimo di CK-MB (preferibilmente di massa) >99° percentile dei

valori del gruppo di controllo in almeno due campioni successivi, oppure un solo valore, ma >2 volte il limite massimo, registrato in un singolo campione rilevato durante le prime ore dopo un evento sintomatologico d'esordio tipico per ischemia miocardica.

In altri termini, è stata dichiarata la centralità del ruolo dei marker biochimici di necrosi miocardica per poter stilare la diagnosi di IMA, laddove le troponine, grazie alla loro elevata specificità e sensibilità, sono state individuate come i marcatori di riferimento in tale contesto.

L'importanza, dunque, che ha acquisito il dato di laboratorio, obbliga necessariamente a una rivisitazione delle principali caratteristiche dei singoli indici di necrosi miocardica, oltre che a un raccordo isto-fisiopatologico riferito espressamente alla troponina.

4. Gli indici di necrosi miocardica

4.1 Mioglobina

È una proteina localizzata sia nelle miocellule scheletriche, sia in quelle miocardiche, le cui principali caratteristiche sono:
- **peso:** 18.000 dalton
- **incremento:** entro la 1ª-4ª ora
- **picco:** alla 6ª-10ª ora
- **ripristino dei valori normali:** entro la 24ª-36ª ora.

È dunque la prima proteina a essere rilasciata in caso di danno miocellulare, ma a fronte delle caratteristiche di precocità e sensibilità, vi è un'altrettanto scarsa specificità di danno miocardico: quindi, la diagnosi precoce d'infarto deriva solo se supportata dall'esito positivo di altre indagini [16-17].

4.2 Creatinchinasi (CK)

È l'enzima che catalizza sia la formazione di ATP partendo da creatinfosfato e ADP, sia il processo inverso. Le principali caratteristiche di tale enzima sono:
- **peso:** 86.000 dalton
- **incremento:** entro la 3ª-8ª ora
- **picco:** alla 22ª-26ª ora
- **ripristino dei valori normali:** oltre il 3° giorno.

La CK è composta da due monomeri (M e B) da cui originano tre isoenzimi:
- CK-MM: costituisce il 98% della CK muscolare e l'80% della CK miocardica;
- CK-BB: è presente nel tessuto cerebrale;
- CK-MB: è prevalente nel miocardio costituendo il 20% della CK cardiaca e solo l'1-3% della CK muscolare scheletrica.

Le caratteristiche della CK-MB sono così riassumibili:
- **peso:** 86.000 dalton
- **incremento:** entro la 3ª-6ª ora
- **picco:** alla 18ª-22ª ora
- **ripristino dei valori normali:** entro la 48ª-72ª ora.

La CK-MB plasmatica può essere rilevata mediante due metodi: determinazione dell'attività catalitica (CK-MB attività) e determinazione della massa proteica dell'enzima (CK-MB massa), quest'ultima di più recente introduzione e, oggi, preferita alla prima, soprattutto se viene introdotto come valore-soglia un rapporto percentuale tra CK-MB massa e CK totale (>2,5%), il che incrementa la specificità del test [16, 18].

4.3 Troponine

Le troponine (Tn) costituiscono un complesso molecolare proteico presente sia nella cellula muscolare scheletrica, sia nella miocellula cardiaca. Esistono tre subunità in rapporto equimolecolare tra loro:
-   troponina T (TnT, peso molecolare 37.000 dalton), che si lega alla tropomiosina;
-   troponina I (TnI, peso molecolare 21.000 dalton), che interagisce con l'actina, inibendo l'interazione actina-miosina
-   troponina C (peso molecolare 18.000 dalton), che si lega agli ioni calcio [16].

Le cosiddette troponine "cardiache", in quanto utilizzate nella diagnostica cardiologica di laboratorio, sono la TnT e la TnI.

Nelle miocellule cardiache è presente un pool citoplasmatico (6% per la TnT e 3% per la TnI) e un pool associato ai miofilamenti, detto pool strutturale, quantitativamente consistente per entrambe le troponine (>90%).

In condizioni normali, le troponine non sono rilevabili nel sangue periferico. Una perdita dell'integrità strutturale, anche reversibile, della cardio-miocellula si associa a una liberazione dal pool citoplasmatico (primo picco), mentre la componente strutturale caratterizza un secondo picco in presenza di lesioni cellulari irreversibili per lisi del filamento contrattile.

La curva di dismissione della troponina cardiaca è diversa nel caso d'infarto cosiddetto "microscopico", termine che verrà successivamente spiegato più nel dettaglio, oppure nel caso di IMA classico:
-   nel primo caso l'incremento si registra tra la 3ª-5ª ora, il picco si realizza alla 24ª ora, mentre il ritorno alla normalità si verifica al 3º-4º giorno,
-   nel secondo caso il picco si realizza tra la 24ª-48ª ora e il ritorno alla normalità si registra intorno alla 7ª-8ª giornata, sebbene la positività del rilievo sia stata segnalata anche a 14 giorni [19-23].

Sulla base di quanto detto, ai fini diagnostici, viene suggerito un iniziale timing di prelievi a 4, 8 e 12 ore dall'ingresso in PS/Ospedale, oltre, ovviamente, al prelievo basale.

La miocardio-specificità è tuttora oggetto di discussione, sebbene oggi ci si orienti a considerare la TnI quale la preferibile, come indica una recente indagine ANMCO - SIBioC - SIMeI in cui è stato evidenziato l'utilizzo della TnI nel 60% dei Centri partecipanti allo studio contro il 14% di quelli che utilizzano la TnT [21]. Quest'ultima, infatti, viene espressa anche nel muscolo in rigenerazione nei pazienti affetti da polimiosite; la problematica, però, è soprattutto sentita nei pazienti affetti da insufficienza renale cronica in quanto è stata ipotizzata un'interferenza nel dosaggio della TnT da parte d'isoforme fetali riespresse nella miopatia del dializzato [24]. Tale concetto, comunque, non è accettato da tutti gli Autori [25].

È peraltro vero che le attuali tecniche di dosaggio che utilizzano anticorpi monoclonali sono in grado di distinguere una TnT cardiaca da quella di diversa origine muscolare, tanto da conferire una sovrapponibile sensibilità e specificità a entrambe le troponine: viene infatti segnalata una specificità diagnostica stimabile nel 70-85%, mentre la sensibilità diagnostica viene indicata intorno al 100% [20].

In estrema sintesi, dunque, in caso di ECG non diagnostico, abbiamo oggi a disposizione, già in pronto soccorso:

- un marker precoce e sensibile, la mioglobina, che consente di escludere in prima battuta una necrosi miocardica,
- due marker, CK-MB e troponine, più tardivi, ma estremamente specifici. Le troponine, infatti, consentono d'identificare, se positive, la presenza di necrosi miocardica anche minimale.

La misura della CK totale, sebbene radicata nella classica e tradizionale cultura medica, oggi non viene più consigliata per la diagnosi di routine di IMA in considerazione della scarsa miocardio-specificità [22-23]. Eliminarla dall'elenco degli esami ematochimici solitamente prescritti sarà difficile, eppure occorre entrare nell'ottica che, ormai, per essere sicuri della diagnosi di IMA dovrà sempre essere associata a marcatori più sensibili e specifici, come appunto le CK-MB oppure le troponine.

Prima di definire nel dettaglio come applicare queste informazioni di laboratorio in campo clinico, diagnostico, prognostico e terapeutico, ci pare utile ricordare, seppure schematicamente, i principali concetti di istologia e fisiologia dell'eccito-contrazione dei miofilamenti.

4.4 Le troponine: raccordi istologici e fisiopatologici

Ogni cellula miocardica è delimitata da una membrana plasmatica (*sarcolemma*) e possiede un nucleo centrale; le singole cellule sono unite le une alle altre mediante giunzioni specializzate o dischi intercalari a formare, quindi, lunghe fibre.

Esiste poi una rete di canali intracellulari che riveste un ruolo importante nella diffusione dello stimolo elettrico e che è alla base sia della contrazione, sia del rilasciamento muscolare. Una porzione è costituita da una rete tubulare che attraversa la miofibra trasversalmente (*sistema T*) e una porzione che l'attraversa longitudinalmente (*sistema L*).

All'interno delle cellule, oltre al nucleo centrale, sono contenute miofibrille disposte longitudinalmente che s'inseriscono sulla superficie citoplasmatica dei dischi intercalari. Ogni miofibrilla è divisa in unità, dette sarcomeri, che rappresentano le unità funzionali di contrazione. Tali unità sono costituite da miofilamenti di actina (*filamenti sottili*) e di miosina (*filamenti spessi*): ogni filamento di miosina è circondato da 6 filamenti di actina e gli uni s'intersecano con gli altri e sono collegati tra di loro mediante i ponti di miosina.

Il sarcomero, che a riposo è lungo 2,2 micron e durante la contrazione 1,5 micron, alla visione al microscopio elettronico risulta compreso tra due bande Z, bande scure che si comportano come un setto trasversale che separa sarcomeri dis-

posti longitudinalmente; tra le due linee Z si riconoscono, in diastole, altre bande:
- la banda centrale M, che corrisponde a ispessimenti nodulari dei filamenti di miosina;
- la banda H, che corrisponde alle fibre di miosina nella parte in cui queste non sono sovrapposte alle fibre di actina;
- la banda A che comprende, oltre alle bande M e H, anche la parte di sarcomero ove actina e miosina si sovrappongono tra di loro;
- la banda I, che comprende la suddetta linea Z e che va da una banda A all'altra.

Durante la contrazione, per il progressivo sovrapporsi dei filamenti di actina e di miosina, scompare la banda H e si vede solamente la banda M, A e I, quest'ultima ovviamente marcatamente ridotta di lunghezza.

4.5 L'accoppiamento eccitazione-contrazione

La concentrazione intracellulare di ioni potassio (K^+) è di circa 30 volte superiore rispetto all'ambiente extracellulare, mentre la concentrazione intracellulare di sodio (Na^+) è di circa 30 volte inferiore.

Ciò implica una prevalenza di cariche elettriche positive in sede extracellulare e di cariche negative in sede intracellulare: pertanto, se mediante un microelettrodo viene effettuata una misurazione di voltaggio a cavallo della membrana cellulare, si registrerà una differenza di voltaggio pari a -90 mV.

Con l'inizio dell'eccitazione si verifica, attraverso un cosiddetto "canale rapido", un brusco aumento della conduttanza transmembrana al Na^+ e una diminuzione della conduttanza al K^+. Questo rapido ingresso nella cellula di cariche positive porta, in sede intracellulare, a un'inversione del voltaggio che, da -90 mV in sede intracellulare sale a +20 mV: registrando su carta tale fenomeno e avendo sull'ordinata il valore corrispondente ai millivolt e sull'ascissa il valore tempo, si ottiene una linea verticale (che, ovviamente, sale da -90 a +20 mV) definita *fase 0* (zero) del potenziale d'azione e che corrisponde al fenomeno definito *depolarizzazione della cellula*.

Realizzatosi il brusco ingresso di Na^+ nella cellula, la conduttanza di tale ione si riduce e si ha un breve aumento della conduttanza al cloro (Cl^-): questa fase viene chiamata *fase 1 del potenziale d'azione*.

Quindi, per un certo periodo il potenziale d'azione rimane costante a valori intorno a 0 mV: è la *fase 2 del potenziale d'azione* nel corso della quale c'è una ridotta conduttanza al K^+, mentre compare una corrente depolarizzante "lenta" di calcio (Ca^{++}) verso l'interno della cellula.

Terminata questa fase di plateau, si realizza una completa apertura dei canali al K^+ che, uscendo dalla cellula, genera una corrente ripolarizzante verso l'esterno che fa tornare il potenziale ai valori di partenza (-90 mV): è la *fase 3 del potenziale d'azione*.

Ovviamente, essendo entrato Na^+ nella cellula ed essendone uscito K^+, occorre ristabilire le condizioni iniziali, allorquando in sede intracellulare prevaleva la concentrazione di K^+ e in sede extracellulare quella di Na^+. A ciò è deputata una pompa al sodio che, grazie all'energia chimica dell'ATP, espelle Na^+ dalla cellula e immette K+. È la *fase 4 del potenziale d'azione* che rimane stabile per un certo periodo di tempo: nel momento in cui alla cellula giunge l'onda di eccitazione ricomincia il ciclo a partenza dalla fase 0.

La sequenza delle singole fasi sopra descritta non è uguale in tutte le cellule miocardiche, e ciò vale soprattutto per la fase 4 del potenziale d'azione che, nel nodo senoatriale, ha un comportamento particolare.

Infatti, mentre in tutte le altre cellule miocardiche la fase 4 rimane assolutamente costante per un certo periodo a -90 mV per poi improvvisamente scattare a +20 mV nel corso della fase 0 quando, come detto, giunge l'onda di eccitazione, nelle cellule del nodo senoatriale la fase 4 ha uno *spontaneo andamento decrescente* che è alla base dell'attività automatica di tale struttura: raggiunto il cosiddetto *potenziale soglia* (intorno a -50 mV) la cellula si attiva e si origina il *potenziale d'azione propagato* (Fig. 1).

Dunque, grazie a questo meccanismo di depolarizzazione spontanea, l'onda di eccitazione nasce nel nodo senoatriale per poi propagarsi a tutto il restante miocardio. Ecco perché il nodo senoatriale rappresenta la "centralina" del nostro cuore, il "segnapassi" che fornisce il ritmo di contrazione dell'intera struttura cardiaca [26-28].

4.6 La contrazione miocardica

I fenomeni elettrici non sono fini a se stessi, bensì sfociano in eventi meccanici, vale a dire nella contrazione miocardica.

Da un lato sussiste, infatti, l'onda d'eccitazione che, originata dal nodo del seno, si propaga a tutte le altre cellule miocardiche attraverso il sistema tubulare trasverso determinando, nel suo percorso, la liberazione di Ca++ da parte del sistema tubulare longitudinale.

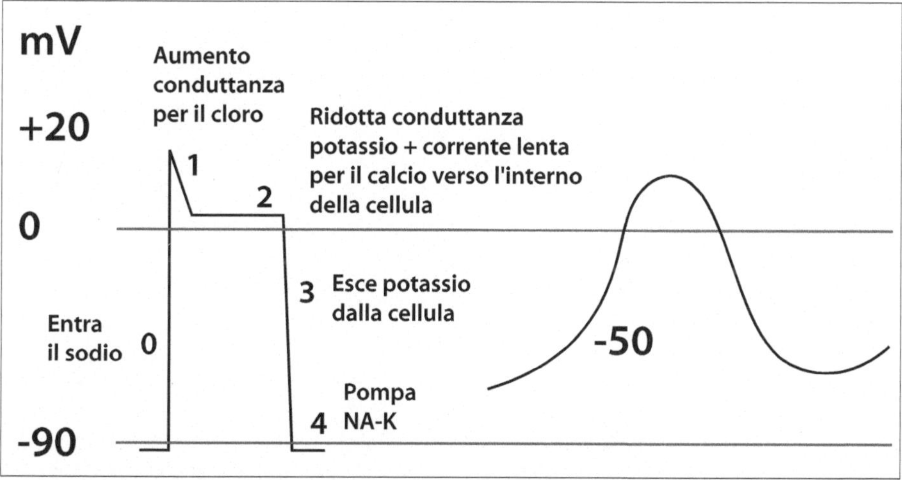

Fig. 1. Schematizzazione dei fenomeni relativi all'accoppiamento eccitazione-contrazione. A sinistra viene espresso quanto accade in una qualsiasi cellula miocardica, a destra quanto accade in una cellula del nodo del seno ad attività automatica.

D'altro canto vi sono le proteine contrattili, vale a dire l'actina (il filamento sottile) e la miosina, laddove un filamento spesso di miosina è circondato, come precedentemente detto, da sei filamenti sottili di actina.

La miosina presenta una struttura particolare con una coda elicoidale e due teste più spesse di forma globulare che hanno la capacità di scindere l'ATP. Di conseguenza, la miosina è da considerarsi un enzima.

Inoltre, lungo il filamento di actina vi sono altre proteine, la troponina e la tropomiosina, che formano un importante complesso per la regolazione del processo contrattile: il *complesso troponina-tropomiosina.*

La sequenza di eventi che intercorre tra onda di eccitazione e contrazione miocellulare può dunque così essere schematizzata:

- durante il rilasciamento la troponina è coinvolta nell'interazione tra l'actina e la miosina;
- la troponina presenta altresì un'alta affinità per il Ca^{++};
- durante la fase 2 del potenziale d'azione, il Ca^{++} penetra nella cellula e si lega alla troponina;
- il Ca^{++} legandosi alla troponina interrompe l'azione inibitrice attuata da questa, unitamente alla tropomiosina, nei confronti di actina e miosina che, pertanto, possono interagire tra di loro scorrendo l'una sull'altra: si realizza così la contrazione della miocellula che corrisponde, nel ciclo cardiaco, alla sistole;
- quando il Ca^{++} viene rimosso dal reticolo sarcoplasmatico, la troponina riprende il suo ruolo inibitorio nei confronti di actina e miosina che pertanto cessano d'interagire tra di loro: si realizza così il rilasciamento che corrisponde, nel ciclo cardiaco, alla diastole [26-28].

5. Le troponine nella Sindrome Coronarica Acuta

Al fine di proporre un commento semplificato, ma nello stesso tempo il più completo possibile, riguardante le correlazioni fra troponina e Sindrome Coronarica Acuta (SCA), è utile suddividere le argomentazioni in tre sottocapitoli, riferiti, rispettivamente, al valore diagnostico, al valore prognostico e all'utilità di tali marker di danno miocardico nell'orientare la scelta terapeutica.

5.1 Troponine e valore diagnostico

Premessa fondamentale è che *"per valore elevato di troponina nel plasma si intende un incremento del marcatore al di sopra del limite di concentrazione pari al 99° percentile ottenuto nel gruppo di riferimento in almeno un'occasione 24 ore dopo l'esordio dell'evento clinico in esame"* [22-23].

La positività di questo marker suggerisce la presenza di miocitonecrosi oltre che di trombosi microcircolatoria dimostrabile angiograficamente [16].

Inoltre, il dosaggio della troponina e il suo innalzamento nel plasma, in assenza di un incremento delle CK, dopo un evento clinicamente attribuibile a un insulto ischemico miocardico consente di far risaltare necrosi miocardiche anche minime, vale a dire ciò che oggi viene definito *microinfarto*.

Tale novità culturale ha inizialmente generato una certa confusione concettuale nel clinico. Se, infatti, sino a pochi anni fa la popolazione dei pazienti con patologia coronarica acuta veniva suddivisa in due sottogruppi, infartuati e anginosi, oggi, con l'applicazione di queste nuove tecniche di laboratorio, accade che una quota di soggetti stimata tra il 30 e il 40% [22-23], e nei quali l'infarto miocardico sarebbe escluso seguendo i canoni classici dell'OMS [12], in realtà presenta elevate concentrazioni plasmatiche di troponina.

A ciò si devono aggiungere:
- *le tematiche di ordine economico.* Molti pazienti classificati un tempo come anginosi vengono ora dimessi con la diagnosi d'infarto, con ovvio impatto sul DRG. Per esempio, nel caso di un paziente che accusa senso di oppressione precordiale e palpitazioni, che giunge in PS con fibrillazione atriale (Figg. 1 e 1 bis) e presenta una TnI lievemente mossa (0,3 ng/dl vs. valori normali pari a 0,00-0,10 ng/dl), è giustificato stilare una diagnosi di "microinfarto complicato da fibrillazione atriale" o è più opportuno indicare "fibrillazione atriale associata a danno miocardico"?
- *le tematiche di ordine epidemiologico.* Inevitabilmente queste modifiche di ordine classificativo e di definizione porteranno a un aumento delle diagnosi d'in-

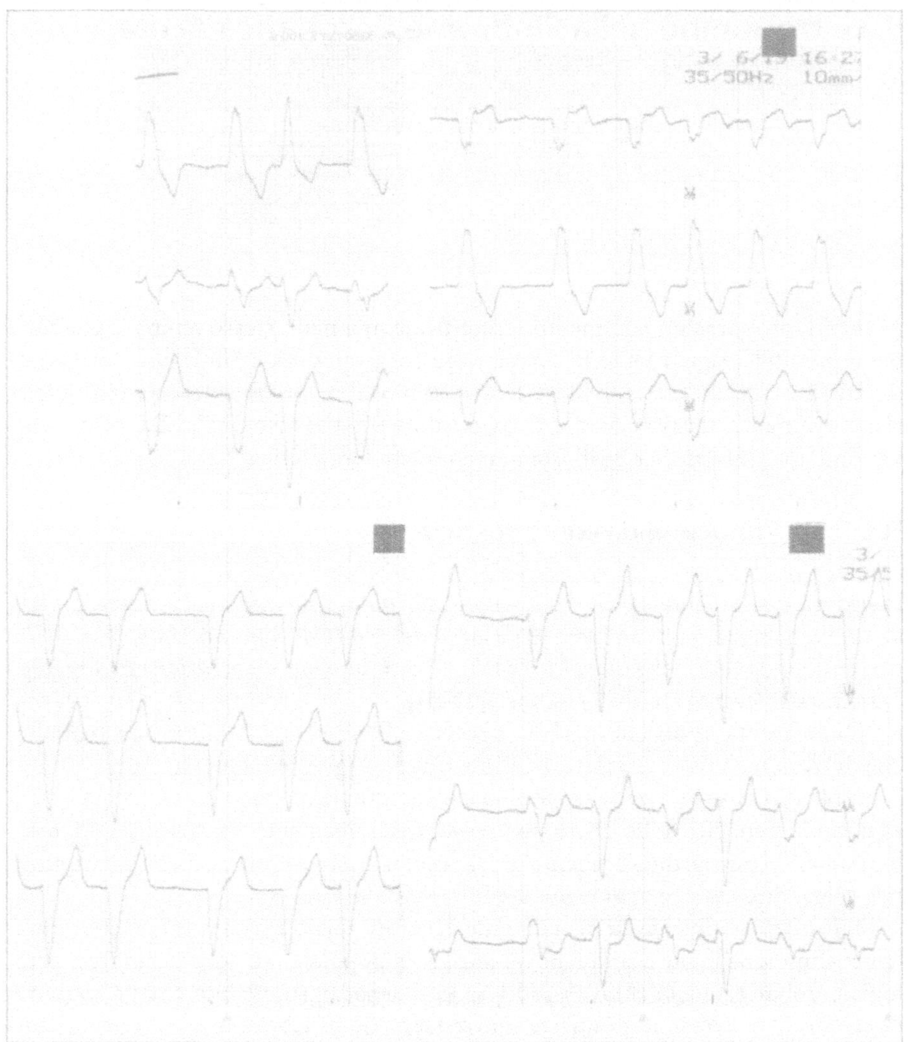

Fig. 1. Paziente donna di anni 82 che giunge all'osservazione per palpitazioni e in FA.

farto e di reinfarto nei pazienti con malattia coronarica evolutiva/progressiva;
- *le tematiche sociali* nell'ambito dell'invalidità civile;
- *le problematiche organizzative* in merito alla destinazione di ricovero dei pazienti troponina-positivi: sempre in Unità coronarica oppure è sufficiente il reparto di Cardiologia o, addirittura, possono essere inviati anche in reparto di Medicina?
- *Le preoccupazioni dei pazienti* che si vedono classificati come infartuati seppure colpiti da un evento magari di scarso "impegno clinico" anche per sé stessi. Tale evento, talora addirittura sottostimato dalla classe medica sino a pochi anni fa, oggi viene invece necessariamente ipervalutato. Questo è dovuto al fatto che le implicazioni prognostiche negative indicate dalla letteratura e del tutto sovrapponibili a quelle dell'infarto miocardico conclamato sono tali da giustifi-

Fig. 1 bis. Stesso caso della Fig. 1. Ripristino di ritmo sinusale dopo propafenone; successivo rilievo di TnI 0,3 ng/ml. La diagnosi come deve essere stilata? Infarto miocardico complicato da FA oppure FA associata a danno miocardico?

care un iter diagnostico invasivo, in passato non prospettabile e non prospettato, in tale categoria di pazienti con CK negative.

Dunque, come comportarsi nei confronti di questo sottogruppo numericamente non trascurabile di pazienti troponina-positivi, ma con CK normali e che sino a qualche anno fa sarebbero stati etichettati come anginosi?

Un atteggiamento del tutto idoneo appare quello suggerito da Galvani e coll. [22, 29], ovvero spiegare ai pazienti che *"hanno sofferto di un infarto di così piccole dimensioni che fino a poco tempo fa non sarebbe stato possibile rivelarlo"*, mentre oggi ciò è fattibile grazie all'affinamento delle tecniche di laboratorio.

È importante sottolineare che, nel caso si utilizzi la troponina, il suo incremento soddisfa il criterio biochimico di infarto miocardico se:
- le variazioni cronologiche delle concentrazioni plasmatiche sono coerenti con l'esordio dei sintomi;
- se sussiste un'evidenza strumentale (ECG, stress test, imaging, coronarografia) di ischemia/necrosi miocardica, e ciò qualora sia disponibile un unico rilievo ematochimico dell'incremento della concentrazione di troponina oppure nel caso di un andamento "a plateau" [22].

Esistono, infatti, numerose condizioni cliniche cardiologiche e non cardiologiche che possono comportare un danno miocardico e, quindi, l'innalzamento delle troponine al di fuori delle manifestazioni ischemiche miocardiche. Ci si riferisce in particolare a:

- *Condizioni cardiologiche non ischemiche*
    - miocardite
    - pericardite
    - scompenso cardiaco/edema polmonare acuto
    - iper-/ipotensione
    - aritmie
    - trauma cardiaco (contusione, ablazione, cardioversione, pacing, cardiochirurgia).
- *Condizioni non primitivamente cardiologiche*
    - cuore polmonare acuto
    - tossicità miocardica da chemioterapici
    - sindrome da rigetto
    - insufficienza renale/emodialisi
    - sepsi
    - ipotiroidismo
    - pazienti in condizioni critiche specie se diabetici [13-15, 22, 23, 29].

È importante, in tali contesti, sottolineare che, sebbene il riscontro di un'elevazione del marker di danno miocardico possa essere associato a una più sfavorevole evoluzione, è altresì vero che non viene ritenuto corretto determinare indiscriminatamente la troponina in pazienti affetti dalle condizioni patologiche sopra elencate, dovendo invece riservare tale dosaggio ai casi che presentano una probabilità medio-alta d'ischemia miocardica acuta.

Analogamente non bisogna cadere nell'errore di etichettare automaticamente il paziente come affetto da infarto miocardico avendo riscontrato un valore modicamente elevato di troponina; occorre, invece, che il clinico definisca se il suddetto riscontro si realizza in un contesto clinico e strumentale (ECG - eco - scintigrafia miocardica) che ricolleghi il tutto a un'ischemia miocardica, perché solo in tale circostanza si può parlare di microinfarto o IMA o evolvente [22].

5.2 Troponine e valore prognostico

L'introduzione nella pratica clinica del dosaggio della troponina, se da un lato consente, più che in passato, d'individuare una quota di pazienti che sono andati incontro a un evento clinico che ha implicato una necrosi miocardica, dall'altro permette di selezionare una popolazione che nel successivo follow-up risulta essere a rischio di eventi negativi in percentuale del tutto sovrapponibile a quella registrata in caso di infarto miocardico così come riconosciuto secondo i canoni classici dell'OMS.

Gli studi FRISC [30], TRIM [31] e TIMI IIIb [32] hanno chiaramente dimostrato tale evidenza. Infatti, suddividendo la popolazione in esame in pazienti affetti da IMA non Q e angina instabile, gli eventi maggiori (morte e/o infarto o reinfarto) si sono verificati
- nello studio FRISC, rispettivamente, nel 18 e nel 10%;
- nello studio TRIM, rispettivamente, nell'11,5 e nel 4,9%;
- nello studio TIMI IIIb, per la sola morte, nel 3,8 e nell'1,3%.

Se i pazienti classificati come affetti da angina instabile vengono a loro volta ulteriormente suddivisi in base alla negatività o positività della troponina, gli eventi clinici sfavorevoli salgono percentualmente
- dal 4 al 14% nel FRISC;
- dal 3,2 all'11,5% nel TRIM;
- dallo 0,8 al 2,5% nel TIMI IIIb.

Quindi, in presenza di elevati valori di troponina, è stata registrata un'incidenza di complicanze nel follow-up in percentuale pari a quanto si osserva nell'IMA classico.

Studi di metanalisi effettuati da Ottani e coll. [33, 34], prendendo in considerazione oltre 5.000 pazienti con SCA, hanno documentato nei pazienti troponina-positivi un incremento del rischio di eventi a 30 giorni (morte o infarto non fatale) di 4,9 volte rispetto ai soggetti troponina-negativi e di 2,6 volte a lungo termine (da 6 mesi a tre anni), laddove il campionamento viene giudicato indicativo se effettuato oltre le prime sei ore dai sintomi. Come già detto, si tratta di un marker di necrosi altamente specifico ma tardivo, non utilizzabile per una diagnosi precoce di necrosi miocardica, e lo studio CAPTURE [35] ha indicato come il più adeguato il dosaggio della troponina quello effettuato a 8,7 ore.

Dalla metanalisi di Ottani e coll. [34] è emerso un altro importante elemento, e cioè che nei pazienti in cui era stata effettuata diagnosi di angina instabile ma nei quali, invece, si era verificato un incremento della TnT o della TnI, il rischio di sviluppare eventi sfavorevoli nel follow-up era superiore di ben 12 volte a breve termine e di 2,5 volte a lungo termine rispetto ai soggetti con test negativo.

In pratica, ogni incremento di 1 ng/ml di TnI corrisponde a un aumento del 2% del rischio di eventi maggiori (infarto/reinfarto/morte) e la capacità di questo marker d'identificare i pazienti con elevato grado di aterosclerosi coronarica, ovvero con caratteri d'instabilità della placca, assume particolare rilievo all'atto dell'accettazione in Pronto Soccorso o nella *Chest Pain Unit* nelle strutture in cui questa unità è prevista.

In tale ambito è stato dimostrato, infatti, da De Filippi e coll. [36], che un elevato grado di aterosclerosi è presente nel 90% dei pazienti troponina-positivi contro il 27% registrato nei casi di negatività del dosaggio. Soprattutto, gli eventi maggiori nel primo gruppo si sono verificati nell'8% contro l'1% dei controlli, e ciò in funzione del più frequente riscontro di lesioni coronariche occlusive o subocclusive, ovvero ulcerate.

Interessanti, infine, le associazioni fra troponina e alterazioni dell'ECG, proteina reattiva C (PCR), test da sforzo.

Il già citato gruppo del FRISC Study [30] ha dimostrato che l'incidenza di morte o infarto del 3%, 1% e 4% rilevata rispettivamente nei gruppi con T negativa, sottoslivellamento isolato di ST e ST sottoslivellato + T negativa all'ECG basale saliva al 13,4%, al 15% e al 17,6% se si associava il dato della positività della TnT, risultando, come gruppo più a rischio, quello in cui concomitava ST sottoslivellato + T negativa all'ECG + TnT positiva.

Nel GUSTO IIb [37] i pazienti con onda T negativa all'esordio presentavano una mortalità del 5,5% contro il 10,5% registrato nei pazienti con ST sottoslivellato e del 12,4% se l'ST era sopra/sottoslivellato: la capacità predittiva saliva al 16,7% associando il dato enzimatico positivo.

Lo studio TRIM [38] ha dimostrato che l'incidenza di morte/reinfarto a 30 giorni sale dall'1,7%, in presenza di troponina ed ECG negativo, al 3% in presenza di positività di uno dei due sino al 25% in caso di positività di entrambi.

Nel TIMI 11a [39] elevati livelli di proteina C reattiva a elevata sensibilità a sei ore dall'inizio dei sintomi identificavano pazienti affetti da NSTEMI con mortalità a 14 giorni del 5,6% rispetto al 4,7% registrato nei soggetti con sola TnT positiva e al 9,1% verificatosi invece nei pazienti con entrambi i parametri alterati.

Del 20% risulta, infine, la mortalità in caso di test ergometrico positivo e TnT >0,2 mcg/ml contro l'1% di decessi in caso di test ergometrico negativo e bassi valori di troponina, così come dimostrato da Lindhall e coll. su 766 pazienti, in un follow-up a 5 mesi [40].

In ultima analisi, considerando la prognosi a 42 giorni dei pazienti affetti da SCA, la sola mortalità si correla con i livelli di TnI nella seguente misura [32, 41]:
- TnI compresa tra 0 e 0,4: mortalità 1%;
- TnI compresa tra 0,4 e 1: mortalità 1,7%;
- TnI compresa tra 1 e 2 : mortalità 3,4%;
- TnI compresa tra 2 e 5: mortalità 3,7%;
- TnI compresa tra 5 e 9: mortalità 6%;
- TnI superiore a 9: mortalità 7,5%.

5.3 Troponine e definizione dell'orientamento terapeutico

Per quanto detto nel paragrafo precedente, deriva che l'orientamento terapeutico deve scaturire necessariamente da una precoce stratificazione del rischio prognostico, stratificazione da effettuarsi già all'ingresso del paziente in ospedale. Un'argomentazione, questa, che ha suscitato nella comunità scientifica un interesse non meno vivo di quello che ha caratterizzato gli sviluppi terapeutici avvenuti negli ultimi anni.

Tra la fine degli anni Novanta e gli inizi del 2000 si è mirato da un lato a riconoscere, già all'ingresso in ospedale, i pazienti a basso, medio e alto rischio e, successivamente, a stilare punteggi di rischio sui quali valutare sia l'aspetto organizzativo quale la sede di ricovero, sia l'orientamento terapeutico, solamente farmacologico se il paziente è a basso rischio, farmacologico e invasivo (= coronarografia e rivascolarizzazione mediante PTCA o bypass aorto-coronarico) se il paziente è a medio o alto rischio.

Nel contesto delle Linee Guida ACC/AHA sulla "diagnosi e terapia dell'angina instabile e dell'infarto non-Q" (**NSTEMI**) pubblicate nel 2000 [41], è stata proposta una suddivisione che prendeva in considerazione l'anamnesi generale, il tipo di dolore, il quadro clinico e i marker di necrosi miocardica.

Pazienti ad alto rischio. Presenza di almeno una delle seguenti caratteristiche: angina ingravescente nelle 48 ore precedenti, dolore a riposo di durata superiore a 20 minuti, insufficienza ventricolare sinistra, edema polmonare, insufficienza mitralica, terzo tono, ipotensione, bradi/tachiaritmie, età >75 anni, modificazioni ST >0,05 mV, blocco di branca di recente insorgenza, fasi di tachicardia ventricolare sostenuta, troponina nettamente elevata.

Pazienti a medio rischio. Assenza delle caratteristiche di rischio alto, ma presenza di almeno una delle seguenti caratteristiche: precedente IMA, bypass, malattie cerebrovascolari, malattia vascolare periferica, precedente uso di ASA, dolore a riposo di durata superiore a 20 minuti ma risolto da nitroderivati, età >70 anni, inversione dell'onda T >0,2 mV e/o onde Q patologiche, troponina moderatamente elevata.

Pazienti a basso rischio. Assenza delle caratteristiche di rischio alto o intermedio, ma presenza di almeno una delle seguenti caratteristiche: angina in classe classe CCS (*Canadian Cardiovascular Society*) III-IV, assenza di angor a riposo di durata >20 minuti ma moderata/elevata probabilità di coronaropatia, ECG normale o non modificato durante dolore, troponina normale.

Quindi Antman [42], nell'ambito della discussione sulle Linee Guida, ha proposto da un lato un elenco di marker di rischio trombotico, ovvero di rischio acuto e, dall'altro, un elenco di marker di malattia sottostante, ovvero di rischio a lungo termine. Sulla base di questi dati, l'Autore ha posto in evidenza una serie di elementi che potessero far suddividere i pazienti in due categorie, ad alto e a basso rischio.

I *marker di rischio trombotico*, ovvero di rischio acuto, sono stati così riconosciuti:

- dolore ricorrente;
- sottoslivellamento di ST;
- modificazioni dinamiche di ST;
- aumento della troponina;
- dimostrazione di formazione trombotica coronarica all'angiografia.

I *marker di malattia sottostante*, ovvero di rischio a lungo termine, sono invece:

- clinici: età, storia di pregresso IMA, storia di severa angina, diabete;
- biologici: livelli di proteina reattiva C;
- angiografici: disfunzione del ventricolo sinistro, estensione della malattia coronarica.

A sua volta, la suddivisione in alto e basso rischio è stata dall'Autore così strutturata:

Pazienti ad alto rischio. Pazienti con ischemia ricorrente (pazienti con precordialgia recidivante, sotto/sopra slivellamento di ST, modificazioni dinamiche dell'ST), aumento della troponina, instabilità emodinamica, manifestazioni aritmiche ventricolari maggiori, angina post-infartuale precoce.

Pazienti a basso rischio. Assenza di angina recidivante, marker di necrosi negativi, assenza di modificazioni del tratto ST ma, piuttosto, onde T negative, onde T spianate o ECG normale.

Contemporaneamente, sulla scorta di queste classificazioni più o meno articolate, sono stati definiti specifici punteggi di rischio.

Nell'angina instabile e nell'IMA non Q (NSTEMI*)*, il TIMI *Risk Score* [43] ha preso in considerazione la presenza o meno di uno o più dei seguenti parametri, a ciascuno dei quali veniva assegnato un punto:

- età ≥65 anni;
- tre o più fattori di rischio per coronaropatia (familiarità, fumo, ipercolesterolemia, diabete, ipertensione arteriosa);
- coronaropatia documentata;
- uso di ASA nei 7 giorni precedenti;
- deviazione del tratto ST;
- sintomi gravi di angina (2 o più episodi di angor nelle 24 ore precedenti);
- marker cardiaci elevati.

Nello studio TIMI, promotore dello score, il 4,3% dei soggetti era conglobato nel gruppo con 0-1 punto, il 78,7% nel gruppo con 2-4 punti, il 17% nel gruppo con 5-7 punti, registrandosi nel successivo follow-up a 14 giorni un progressivo incremento di eventi (morte, infarto e ischemia refrattaria e rivascolarizzazione urgente) che parte dal 4,7% registrato nei pazienti con 0-1 punto per salire sino al 40,9% nei pazienti in cui viene calcolato un punteggio pari a 7 (Tabella 1).

Nelle Figg. 2 e 2 bis è riportato un esempio di applicazione del TIMI *Risk Score*: il paziente, con modeste alterazioni elettrocardiografiche all'esordio e dolore rapidamente regredito con la terapia medica, si è, in realtà, rivelato essere un paziente altamente a rischio essendo stato dimostrato alla coronarografia un coinvolgimento del tronco comune (il paziente è stato trattato con beta-bloccante, ASA,

Tabella 1. NSTEMI-Angina instabile/IMA non Q. TIMI *Risk Score* - Percentuale di pazienti ed eventi nel follow-up (43)

TIMI *Risk Score*	Pz (%)	Eventi (%)
0/1	4,3	4,7
2	17,3	8,3
3	32,1	13,2
4	29,3	19,9
5	13,6	26,2
6/7	3,4	40,9

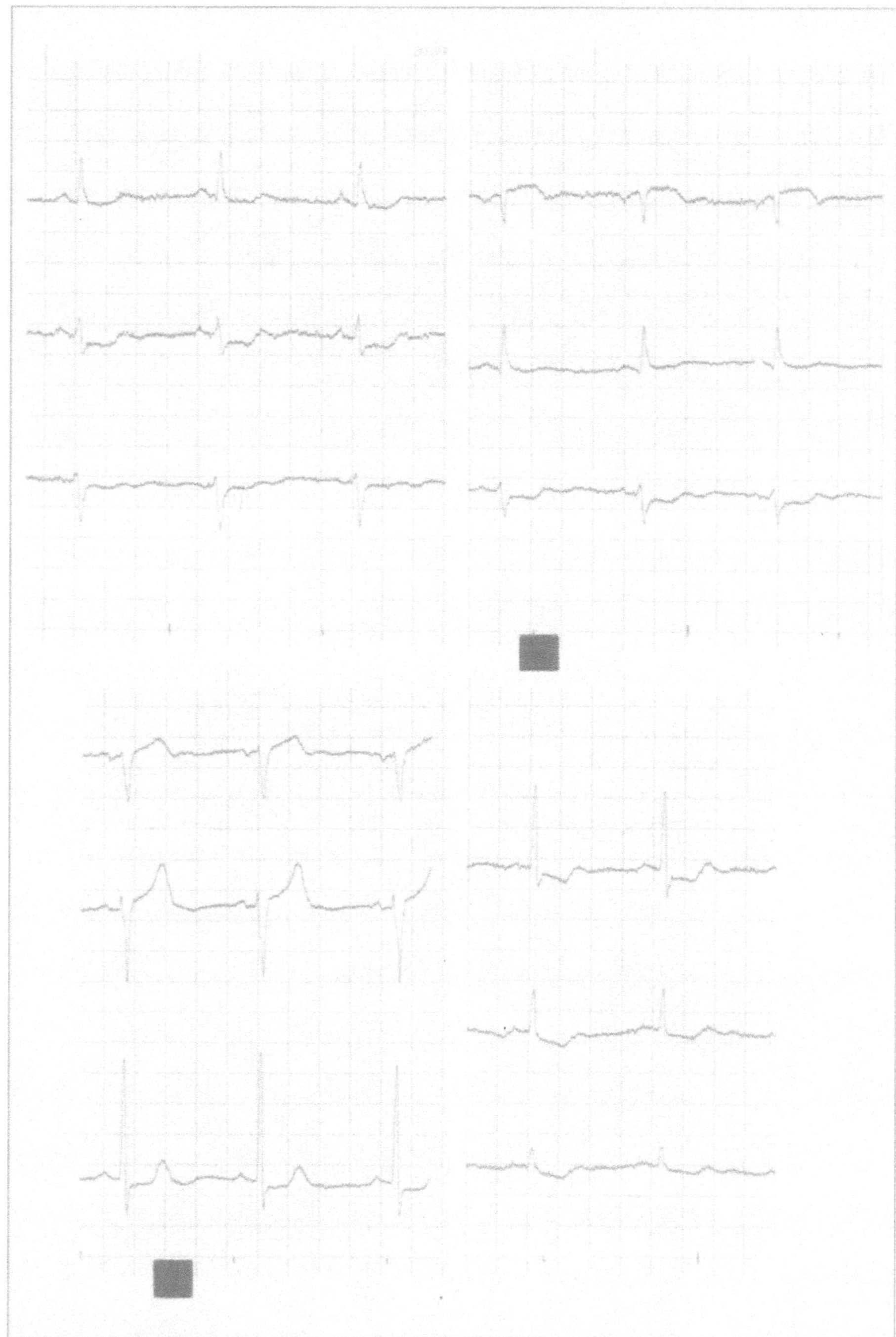

Fig. 2. Paziente maschio di anni 66 che giunge con dolore toracico e modesto sottoslivellamento ST entrambi a regressione dopo nitrati e metoprololo e.v.; inoltre è stata effettuata terapia con ASA, enoxaparina, clopidogrel e statina.
Per l'età, il rilievo anamnestico di oltre 2 crisi di angina die, il pregresso trattamento con ASA, le alterazioni ST e la TnI di 0,7 ng/ml (vn <0,10 ng/ml), il punteggio TIMI all'ingresso era di 5.

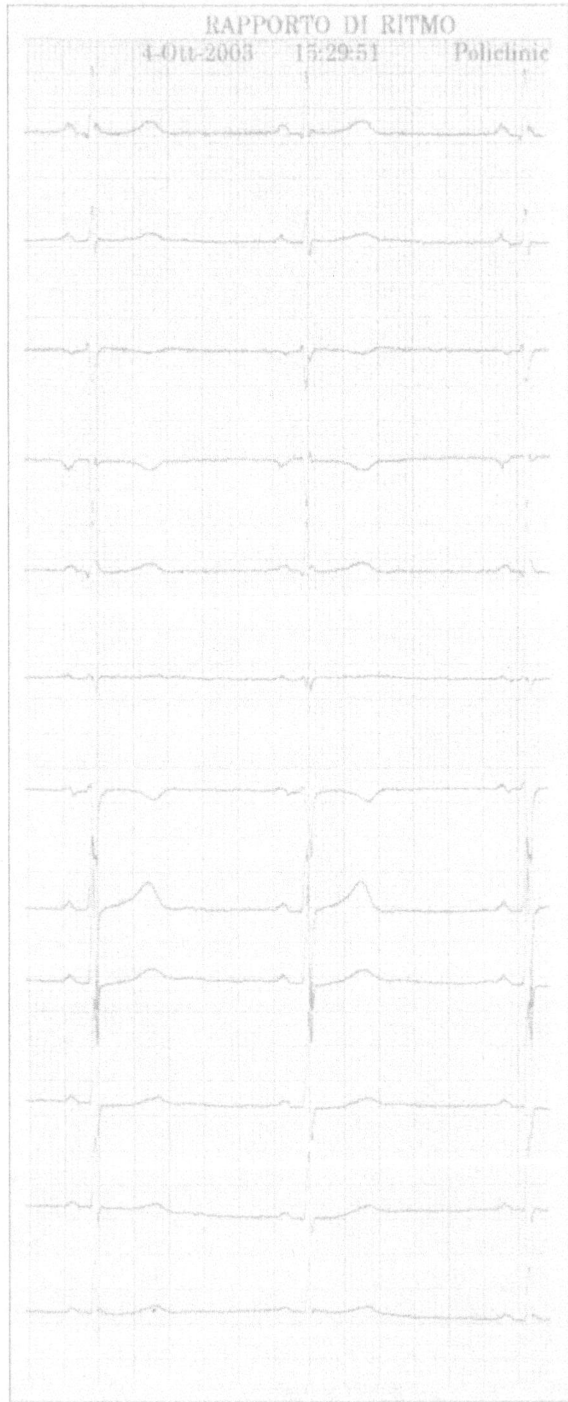

Fig. 2 bis. Stesso caso della Fig. 2. Netto miglioramento della ripolarizzazione dopo terapia; la corona-rografia ha messo in evidenza stenosi critica della discendente anteriore, della circonflessa e il coinvol-gimento del tronco comune motivo per il quale il paziente è stato inviato al bypass aortocoronarico.

enoxaparina e clopidogrel alla dose di carico di 300 mg seguita da 75 mg/die, poi sospeso 5 giorni prima dell'intervento di bypass aortocoronarico).

Nelle Figg. 3 e 3 bis, 4 e 4 bis, 5 e 5 bis, 6 e 6 bis vengono esposti altri casi clinici in cui è stata effettuata la stratificazione prognostica precoce mediante l'applicazione del TIMI *Risk Score* nonché la terapia attualmente suggerita dalle Linee Guida,

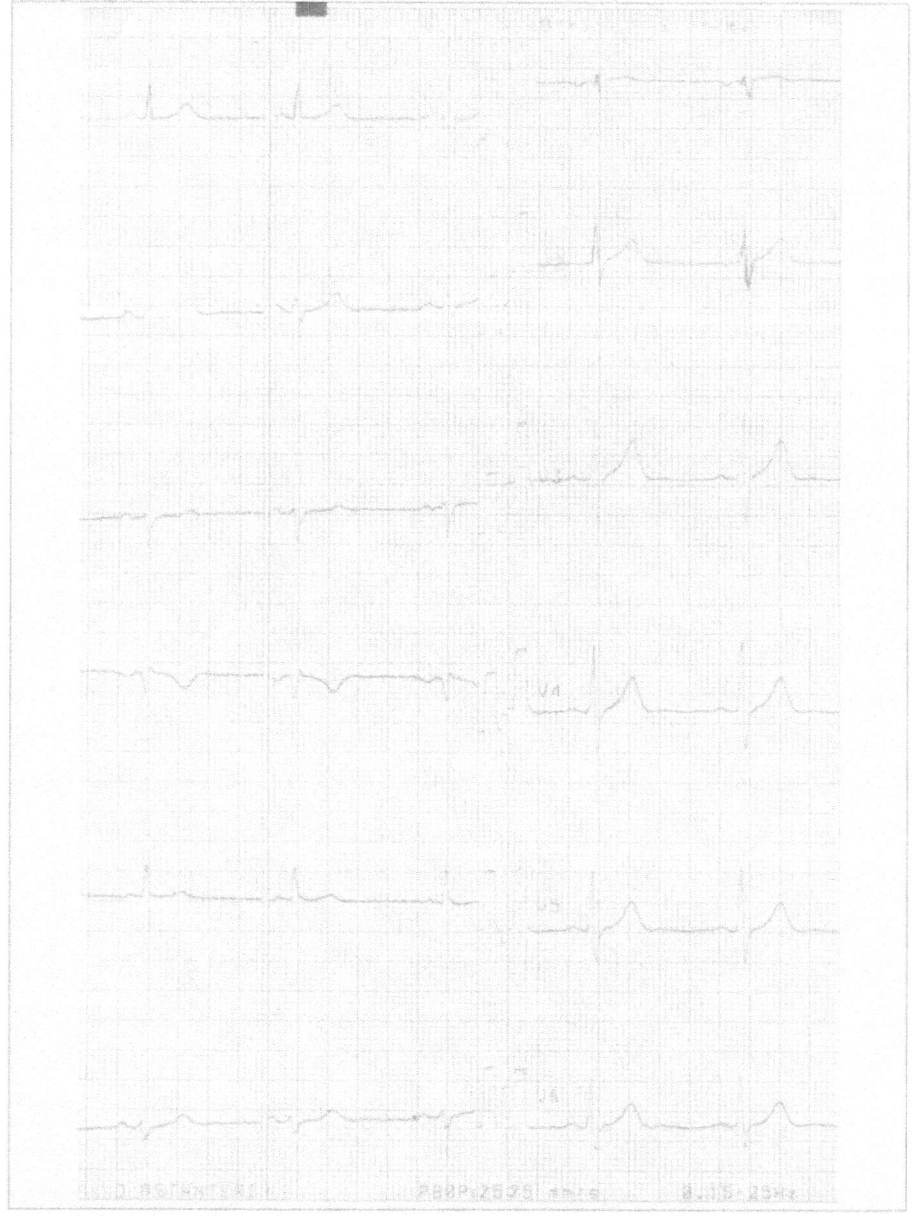

Fig. 3. Paziente maschio di anni 69 che giunge in PS per dolore precordiale tipico in angina di recente insorgenza; dolore sensibile a nitrati s.l.; non evidenti alterazioni ECG; troponina 6,9. Veniva iniziata terapia con beta-bloccante, nitroderivati, ASA, clopidogrel, enoxaparina e statina.

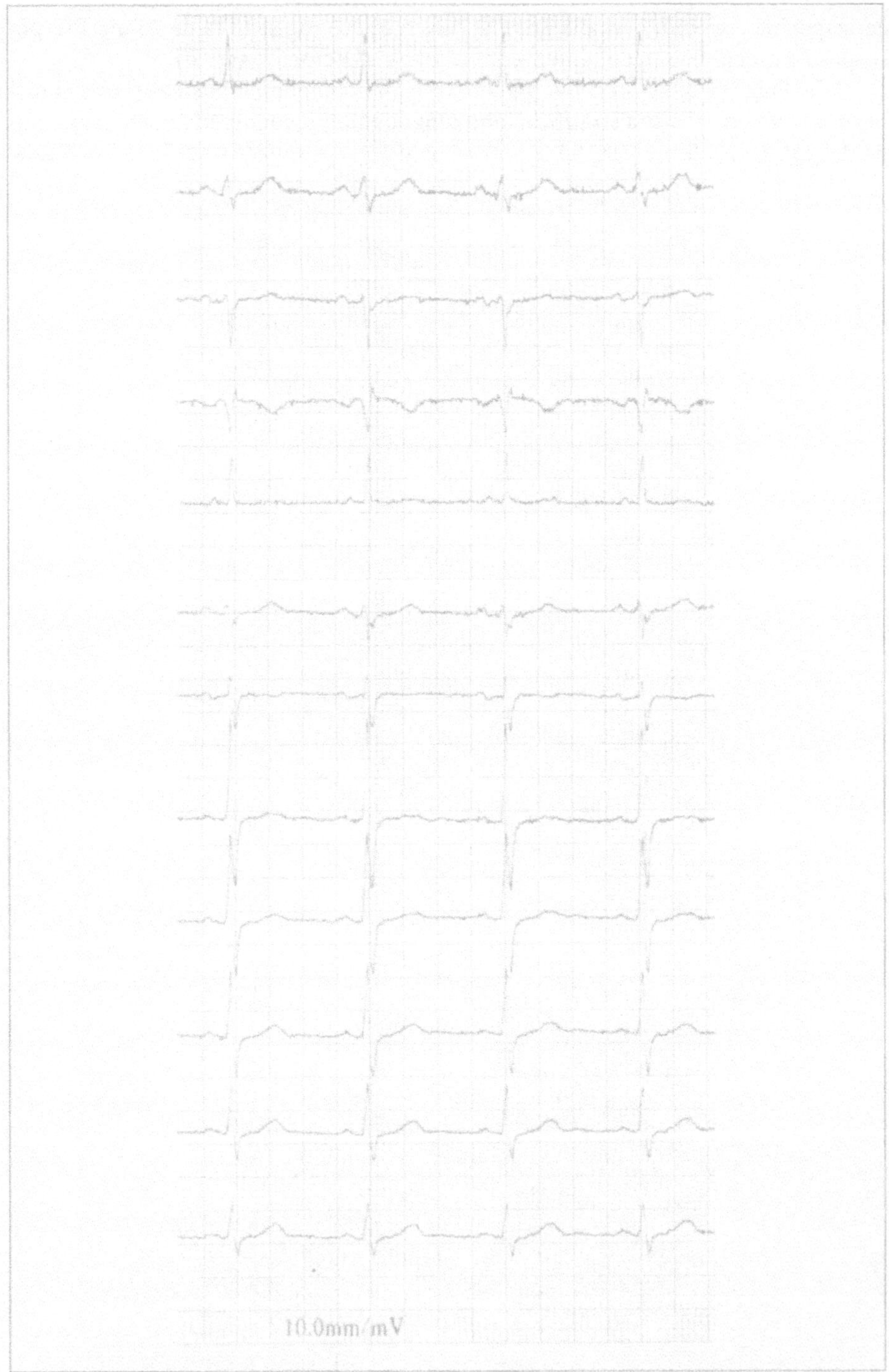

Fig. 3 bis. Stesso caso della Fig. 3. All'ECG riduzione di voltaggio delle onde T in sede anteriore; la coronarografia, effettuata per un punteggio TIMI di 5 (età, >3 fattori di rischio, angina ingravescente, ASA in terapia, aumento troponina) avrebbe mostrato una malattia trivasale con coinvolgimento del tronco comune.

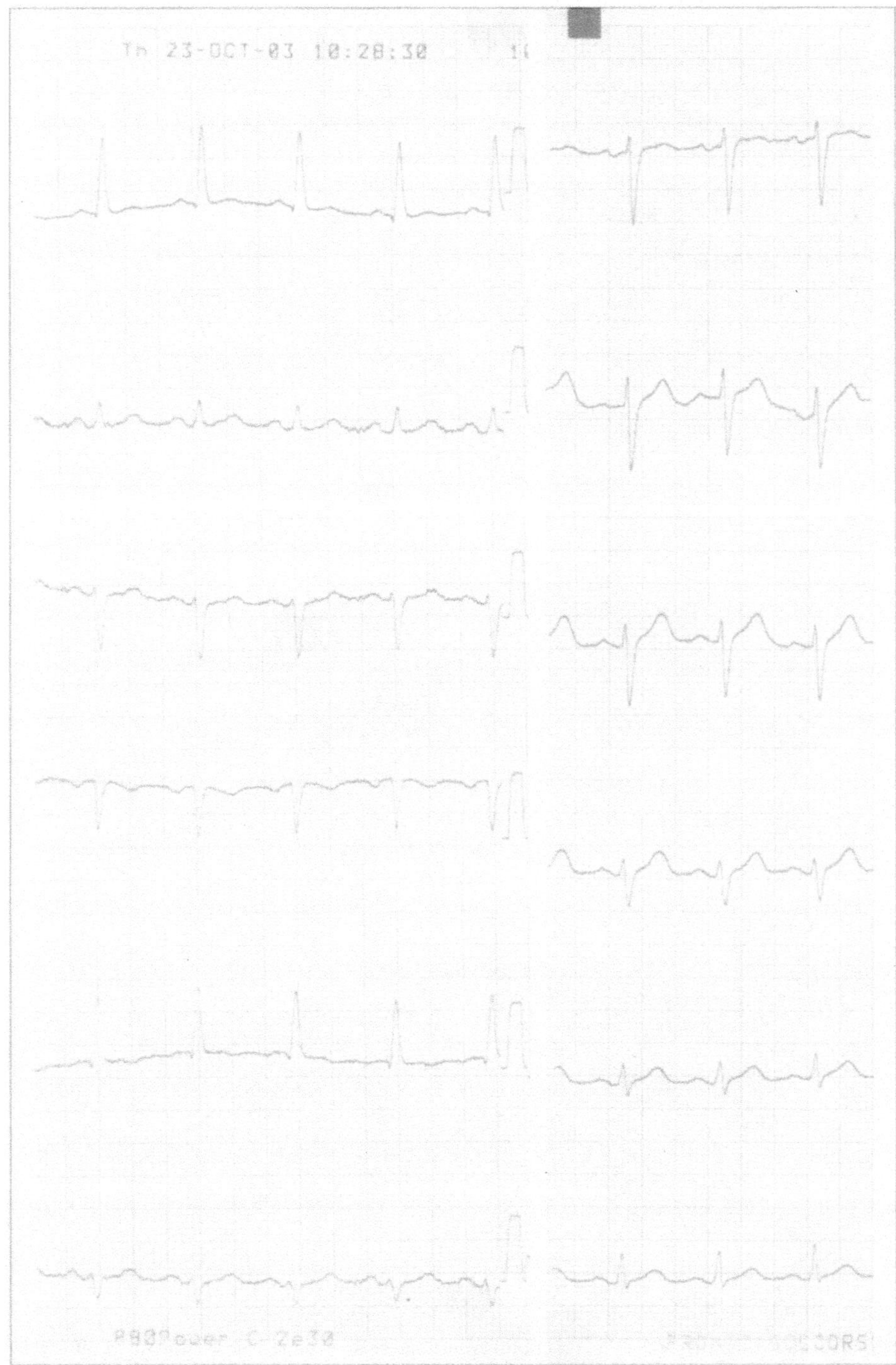

Fig. 4. Paziente donna di anni 68, con familiarità positiva per malattie cardiovascolari, ipertesa, diabetica, dislipidemica, che giunge asintomatica dopo un dolore precordiale tipico perdurato un'ora circa in angina spontanea di recente insorgenza. Pressoché nulle le alterazioni iniziali all'ECG. Veniva comunque iniziata terapia con ASA, clopidogrel, enoxaparina, beta-bloccante e statina.

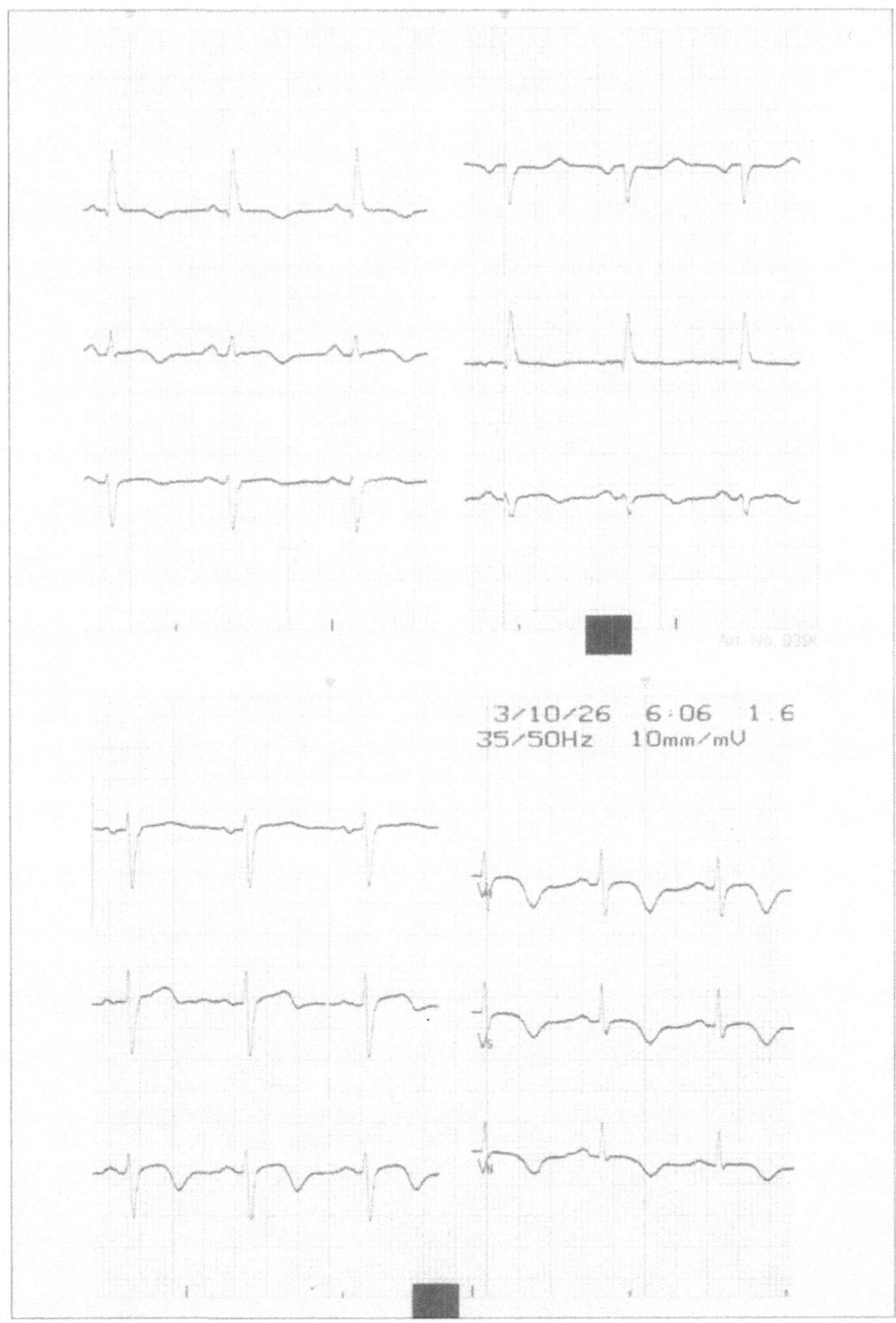

Fig. 4 bis. Medesimo caso della Fig. 4. Si noti l'evoluzione verso le onde T post-ischemiche diffuse. La troponina ha mostrato un valore mx in seconda giornata di 2,8 ng/ml (vn < 0,10 ng/ml) con parametri di 0,4 ng/ml all'ingresso, 0,5 ng/ml in terza giornata. Per l'età, la frequenza delle crisi, i fattori di rischio, l'aumento della troponina, il punteggio TIMI all'ingresso era di 4 (divenuto 5 con l'evoluzione dell'ECG). L'esame coronarografico ha mostrato un coinvolgimento della discendente anteriore successivamente sottoposta ad angioplastica con STENT.

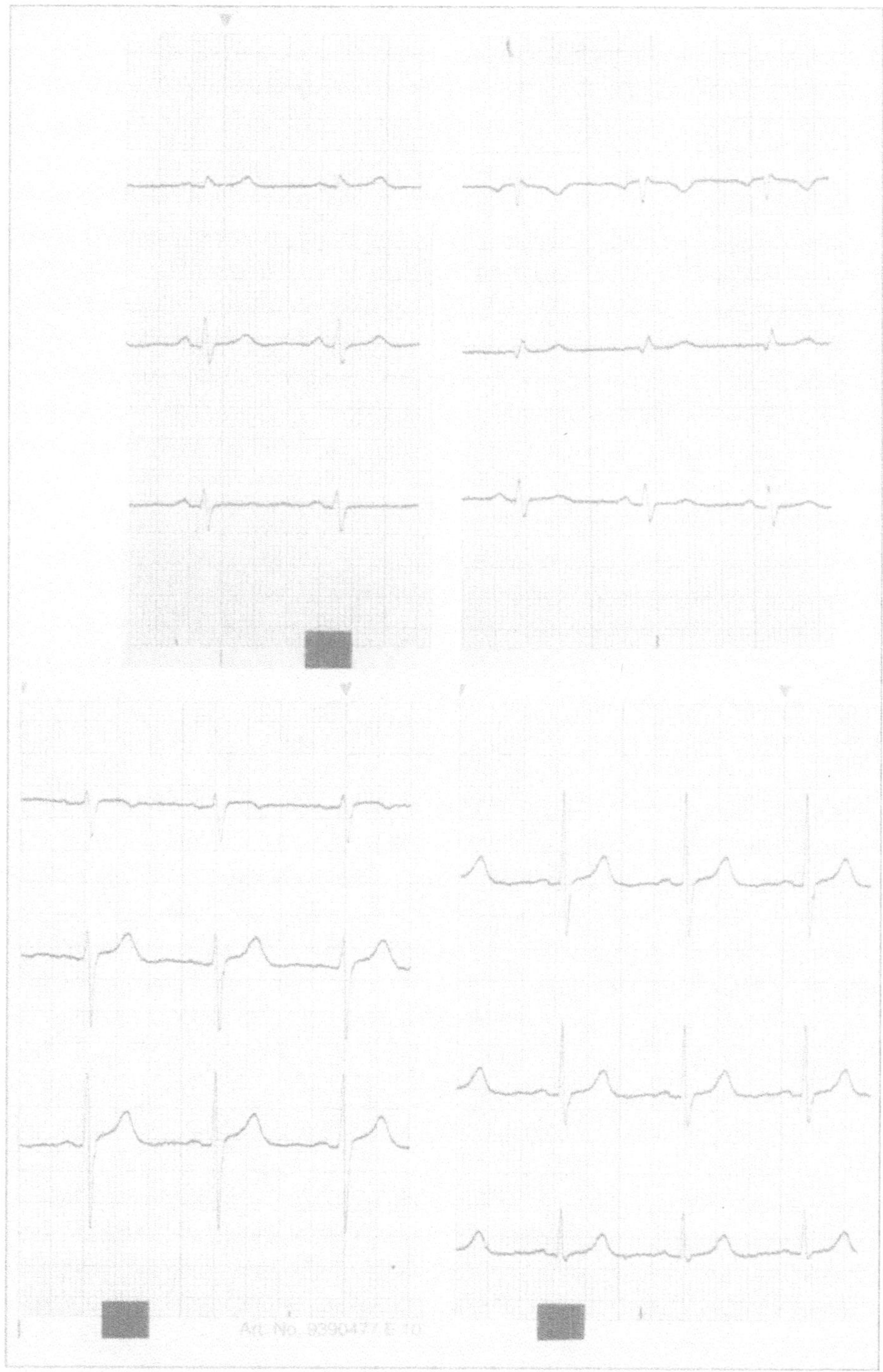

Fig. 5. Paziente donna di anni 60: giunge in PS per senso di "peso alle spalle" che regredisce dopo nitrato s.l.; inoltre è stata effettuata terapia con ASA, enoxaparina, clopidogrel 300 mg di carico, beta-bloccante e statina; troponina 2,6 ng/ml; TIMI *Risk Score* 1.

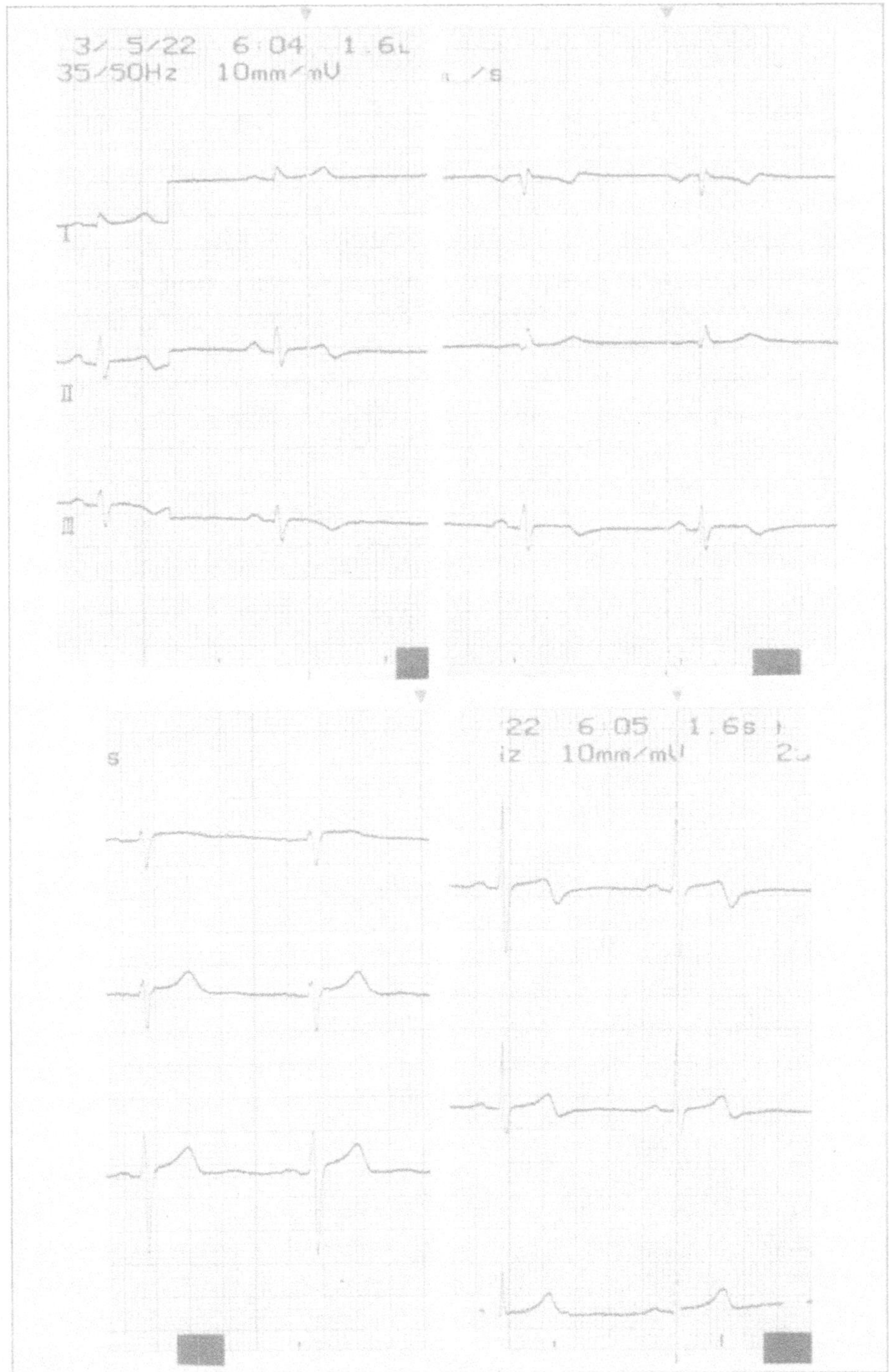

Fig. 5 bis. Stesso caso della Fig. 5. Evoluzione verso onde T post-ischemiche in sede inferiore e ante-roapicale. Veniva continuata terapia con beta-bloccante, ASA e clopidogrel. Successiva scintigrafia miocardica basale e da sforzo negativa per ischemia inducibile.

ovvero nitroderivati, beta-bloccànti, ASA, eparina, clopidogrel e, laddove giudicato indicato, anche l'inibitore IIb/IIIa, il tutto seguito, previo consenso del paziente, dall'indagine coronarografica con eventuale rivascolarizzazione coronarica.

Nello studio TACTICS pubblicato nel 2001 [44], al fine di valutare l'utilità di un atteggiamento terapeutico farmacologico e interventistico aggressivo oppure no, i

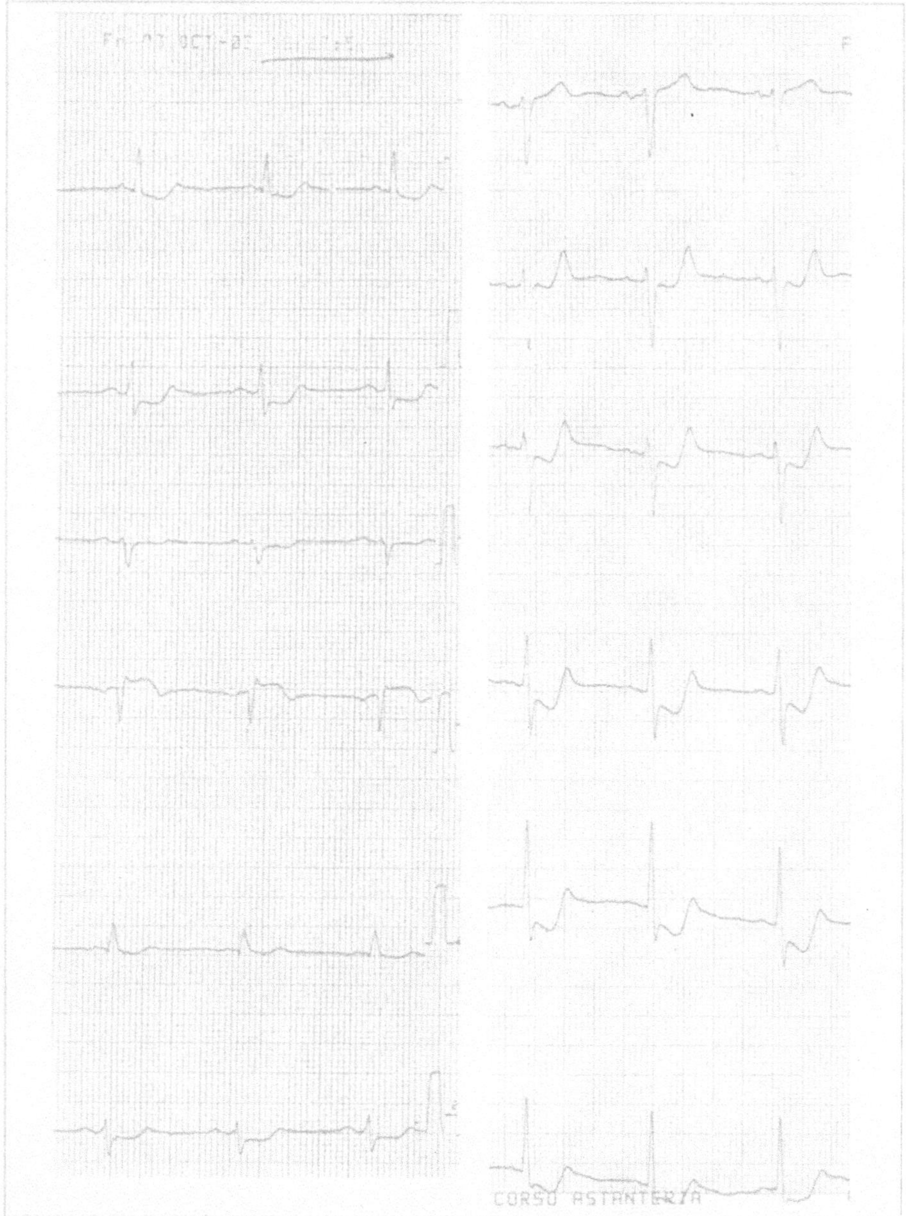

Fig. 6. Paziente maschio di anni 67, fumatore, dislipidemico, iperteso, vasculopatico; giunge in PS per angina ingravescente. TIMI *Risk score* di 5. Viene effettuata terapia con nitrati, beta-bloccante, ASA, clopidogrel, tirofiban, statina.

pazienti sono stati stratificati in tre gruppi: a basso rischio (punteggio TIMI 0-2), a medio rischio (punteggio TIMI 3-4) e ad alto rischio (punteggio TIMI 5-7).

(*Nota. Nel punteggio TIMI, così come in precedenza nelle classificazioni stilate nelle Linee Guida del 2000, viene indicato tra i fattori di rischio il precedente uso di ASA: può sembrare un paradosso, ma in realtà la maggiore gravità della prognosi*

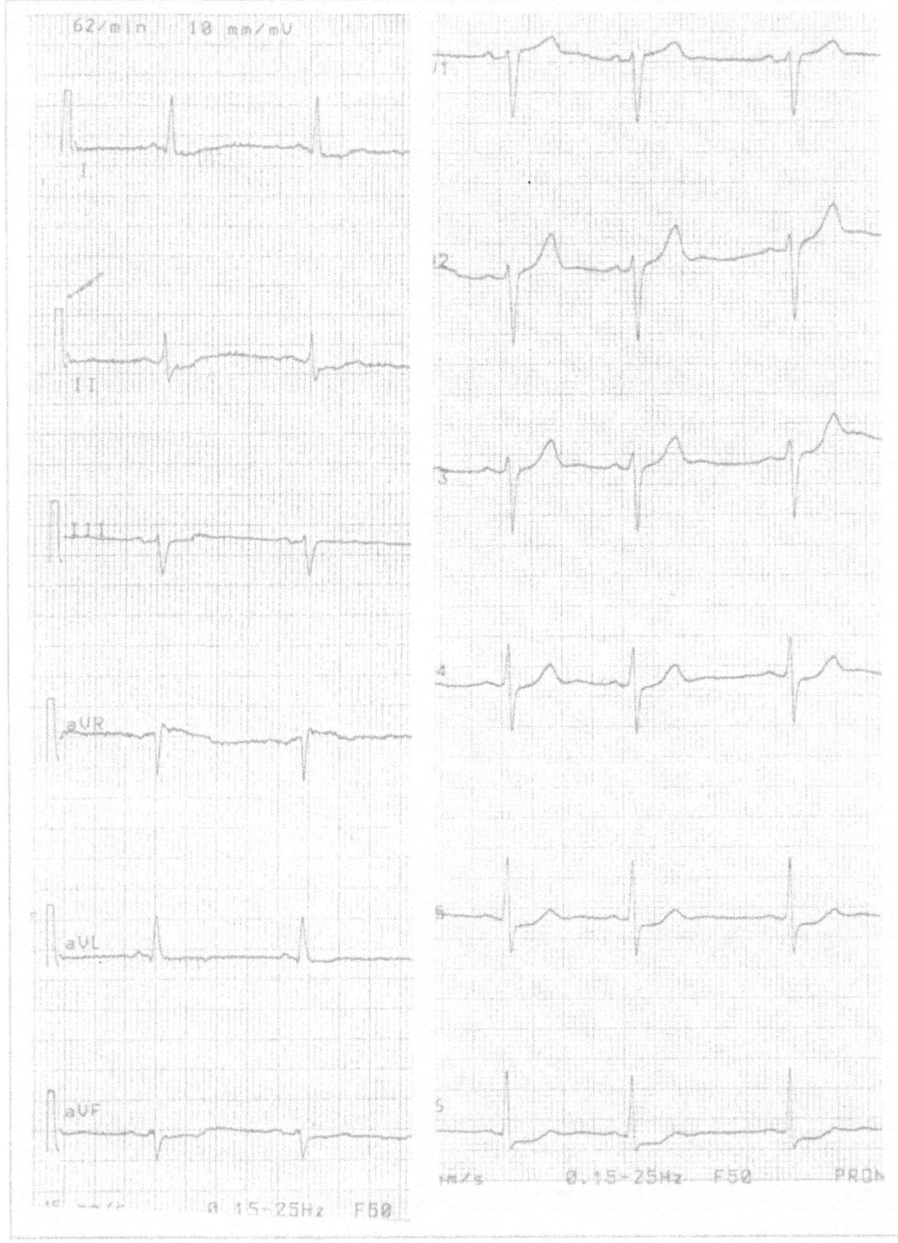

Fig. 6 bis. Normalizzazione dell'ECG dopo terapia, già in PS. La coronarografia avrebbe mostrato malattia trivascolare.

trova spiegazione in una possibile resistenza all'ASA da parte del paziente, nell'attivazione piastrinica attraverso meccanismi ASA-indipendenti, nella formazione di trombi per vie alternative).

In caso di STEMI, invece, sempre il gruppo TIMI ha creato uno score clinico di rischio precoce da stilare già all'ingresso in ospedale, comprendente le seguenti variabili:

- età 65-74 anni/uguale o oltre 75 anni (2-3 punti);
- pressione sistolica inferiore a 100 mmHg (3 punti);
- frequenza cardiaca oltre 100/min (2 punti);
- Killip II-IV (2 punti);
- ST sopraslivellato in sede anteriore o BBS (1 punto);
- diabete/ipertensione/angina (1 punto);
- peso inferiore a 67 kg (1 punto);
- tempo pretrattamento >4 ore (1 punto).

Nello studio clinico In-TIME2 [45] da cui è derivato questo punteggio, è emerso che i pazienti con un punteggio uguale a zero rappresentavano il 12% del totale, mentre i pazienti con punteggio >8 erano l'1% del totale, laddove il massimo punteggio attribuibile è di 14.

I sottogruppi maggiormente rappresentati sono quelli con punteggio 1-2-3-4, rispettivamente, con percentuali di popolazione pari a 22, 16, 16 e 14%. Ovviamente, le percentuali di eventi avversi a 30 giorni cresce a seconda dell'aumentare del punteggio, da un minimo dello 0,8% nei pazienti con punteggio zero sino al 35,9% registrato nei pazienti con punteggio superiore a 8 (Tabella 2).

Tabella 2. STEMI - TIMI *Risk Score.* Percentuale di pazienti ed eventi nel follow-up [45]

TIMI *Risk Score*	Pz (%)	Eventi (%)
0	12	0,8
1	22	1,8
2	16	2,2
3	16	4,4
4	14	7,3
5	9	12,4
6	6	16,1
7	3	23,4
8	2	26,8
oltre 8	1	35,9

Un metodo più semplice, ma altrettanto affidabile per stratificare precocemente i pazienti con STEMI, è costituito dalla formula:

$$\frac{FC \times (\text{età} /10)^2}{PAS}$$

Tabella 3. STEMI. Punteggio di rischio mediante la formula indicata nel testo [46]

Indice di rischio	Gruppo di rischio	Mortalità 24 ore	Mortalità ospedale	Mortalità 30 giorni
<12,5	1	0,2	0,6	0,8
12,5-17,5	2	0,4	1,5	1,9
17,5-22,5	3	1,0	3,1	3,3
22,5-30	4	2,4	6,5	7,3
>30	5	6,9	15,8	17,4

formula che identifica 5 gruppi di rischio con crescenti mortalità sia a breve, sia a lungo termine, così come espresso in Tabella 3 [46].

Sebbene questi punteggi di rischio non siano stati ancora validati prospetticamente e presentino il difetto di derivare da popolazioni selezionate, quali quelle dei trial clinici farmacologici, è tuttavia innegabile che rappresentano un metodo semplice e, probabilmente, efficace per indirizzare le strategie terapeutiche farmacologiche e non farmacologiche, tanto da auspicarne un affinamento attraverso una raccolta dati in registri appositi e, quindi, una diffusione di tale approccio sia in pronto soccorso che nelle unità di terapia intensiva coronarica.

Le ultime Linee Guida nazionali e internazionali pubblicate nel periodo 2001-2003, sia per ciò che concerne l'angina instabile e lo NSTEMI [22, 41, 47, 48], sia per ciò che concerne lo STEMI [49-51] hanno ulteriormente ribadito i sopraddetti indirizzi valutativi. Sulla scorta di quanto indicato dalla letteratura, sarebbe opportuno che entrasse nell'abitudine di ogni medico stilare per ogni paziente, all'atto del ricovero, un punteggio di rischio da riportare nella cartella clinica così da orientare le successive decisioni diagnostiche e terapeutiche.

6. Le nuove terapie della Sindrome Coronarica Acuta

L'acquisizione nel bagaglio terapeutico di farmaci quali clopidogrel, eparina a basso peso molecolare (EBPM) e antagonisti delle glicoproteine IIb/IIIa, così come la più ampia applicazione delle indagini invasive e delle procedure di rivascolarizzazione coronarica mediante angioplastica coronarica (PTCA o PCI), meglio se associata all'uso di STENT, hanno implicato una drastica e rapida modifica culturale che ha condotto a una rivisitazione dell'approccio terapeutico al paziente con SCA.

In particolare abbiamo assistito a una netta suddivisione delle argomentazioni che ormai vengono comprese in due "file" a sé stanti: da un lato, il trattamento dell'angina instabile e dell'infarto non Q (NSTEMI) e, dall'altro, la terapia dell'IMA a ST sopraslivellato (STEMI).

6.1 Angina instabile, NSTEMI ed EBPM

Le EBPM rappresentano una valida alternativa all'eparina non frazionata (ENF). Le motivazioni possono essere riassunte nei seguenti punti:
- semplicità di somministrazione;
- inibizione sia della generazione di trombina, sia della sua attività, manifestando così un'azione antitrombotica più completa;
- maggiore biodisponibilità e maggiore durata d'azione;
- migliore biodisponibilità che trova origine, da un lato, nel minor legame con l'endotelio (l'endotelio lega la maggior parte dell'ENF, specie se utilizzata a basse dosi) e, dall'altro, nel minor legame con i macrofagi responsabili della clearance epatica dell'eparina;
- presenza di legame con le proteine plasmatiche di minore entità rispetto all'ENF;
- scarsa incidenza di trombocitopenia;
- maggior prevedibilità dell'effetto anticoagulante. Per questo motivo i controlli di laboratorio non devono essere così sistematici come con l'ENF, a eccezione dei pazienti con insufficienza renale (la clearance dei tali agenti è, infatti, renale) e dei pazienti di peso inferiore a 50 kg o superiore a 80 kg [52].

Le molecole maggiormente testate nei trial in confronto al placebo o all'ENF sono state:
- enoxaparina: ESSENCE [53] e TIMI 11B [54];
- dalteparina: FRIC [55], FRISC [56] e FRISC II [57];
- nadroparina: FRAXIS [58].
  per un totale di poco oltre 15.000 pazienti.

Tabella 1. Metanalisi ESSENCE-TIMI 11B. Morte/infarto/rivascolarizzazione urgente [59, 60]

Giorno	Eparina NF %	Enoxaparina %	Odds Ratio (IC 95%)	Δ (%)	p
2	6,3	4,9	0,77 (0,63-0,94)	–23%	0,02
8	13,5	11,0	0,79 (0,69-0,91)	–21%	0,001
14	15,7	12,8	0,79 (0,69-0,90)	–21%	0,0005
43	18,8	15,6	0,80 (0,71-0,91)	–20%	0,0005

I migliori risultati sono stati raggiunti negli studi che hanno previsto l'impiego di enoxaparina: nell'ESSENCE (*Efficacy and Safety of Subcutaneous Enoxaparin in Non-Q-wave Coronary Events*) [53] gli eventi maggiori (morte/infarto/angina ricorrente) a 14 giorni si sono verificati, rispettivamente, nel 16,6% dei pazienti trattati con enoxaparina rispetto al 19,8% registrato nel gruppo controllo (p=0,02) e nel 19,8% vs. 23,3% a 30 giorni (p=0,02); a un anno, morte/infarto e angina ricorrente incidevano nel gruppo enoxaparina per il 32% vs. 35,7% (p=0,02).

Nel TIMI 11B [54] le percentuali di pazienti che sviluppavano l'endpoint primario morte/infarto/rivascolarizzazione urgente erano, rispettivamente, nel gruppo trattamento e controllo, del 12,4% vs. il 14,5% a 8 giorni (p=0,046), del 14,2% vs. il 16,7% a 14 giorni (p=0,029), del 17,3% vs. il 19,7% a 43 giorni (p=0,044).

Una metanalisi di ESSENCE e TIMI 11B [59, 60] su di un totale di circa 7.000 pazienti, nel confronto con ENF, ha dimostrato per l'endpoint morte/infarto/rivascolarizzazione urgente a 2, 8, 14, 43 giorni (Tabella 1) una riduzione degli eventi, rispettivamente, del 23% (p=0,02), 21% (p=0,001), 21% (p=0,0005), 20% (p=0,0005); a un anno la riduzione del rischio risultava essere del 12 % (p=0,008).

La spiegazione di questa maggiore efficacia è stata ricondotta essenzialmente al maggior rapporto anti–Xa/anti IIa: 3,8 per enoxaparina vs. 3,6 per nadroparina e 2,7 per deltaparina [52].

L'efficacia del trattamento [60] è tanto maggiore quanto più elevato il profilo di rischio del paziente (Tabella 2) con una riduzione di eventi del 4% se si tratta di soggetti a basso rischio, del 13% se si tratta di soggetti a medio rischio (p=0,04) e del 20% se vengono considerati pazienti ad alto rischio (p=0,03).

Per le suddette caratteristiche farmacologiche, nonché per i dati emersi dai trial clinici, in un recente articolo del gruppo di Ardissino e coll. [61] è stato affermato che "*allo stato attuale le evidenze cliniche permettono di considerare enoxaparina la sola che possa essere impiegata nell'angina instabile e nell'IMA non Q*".

Il rischio emorragico maggiore che implica la terapia con EBPM non è supe-

Tabella 2. Metanalisi ESSENCE-TIMI 11B secondo le classi di rischio [59, 60]

Classe di rischio	N. pz.	Odds Ratio (IC 95%)	p
Basso	2.101	0,96 (0,78-1,17)	0,69
Medio	3.696	0,87 (0,77-0,99)	0,04
Alto	849	0,80 (0,65-0,98)	0,03
Tutti	6.646	0,88 (0,80-0,97)	0,008

riore a quanto rilevato con l'ENF (dallo studio ESSENCE: enoxaparina 6,5% vs. ENF 7,0%; p=NS); meno influente rispetto all'ENF è il trattamento con enoxaparina sul rischio emorragico minore (7,2% vs. 11,9%; p<0,001).

Importante, come si vedrà in seguito, è la possibilità di associare favorevolmente enoxaparina con la trombolisi, in particolare con TNK in bolo senza aumentare il rischio emorragico.

Lo schema terapeutico con enoxaparina è costituito dal bolo di 3.000 U e.v. seguito dalla somministrazione di 100 UI anti-Xa/kg s.c. due volte al giorno per massimo 8 giorni [53].

6.2 Angina instabile, NSTEMI e inibitori GP IIb/IIIa

Gli antagonisti delle glicoproteine IIb/IIIa - abciximab, tirofiban ed eptifibatide - interagendo su quella che viene definita la "via finale comune" impediscono che il fibrinogeno vada a formare il ponte di legame tra piastrina e piastrina.

Di conseguenza, non viene a strutturarsi quel reticolo di piastrine che costituisce il trombo e nel quale il fibrinogeno stesso funge da "collante" legandosi con i recettori glicoproteici IIb/IIIa situati sulla superficie piastrinica [52].

Scopo del trattamento è rendere inattive le placche instabili/ulcerate e migliorare la funzione microvascolare e la pervietà dei vasi epicardici.

La maggiore esperienza con questi farmaci è stata accumulata nei pazienti con NSTEMI, essendo stati testati sia prima della procedura di angioplastica coronarica, sia durante la procedura stessa, sia come terapia diretta della SCA impiegando i seguenti dosaggi: abciximab: 0,25 mg/kg in bolo seguito da infusione di 0,125 mcg/kg/min per 12-24 ore; tirofiban: 0,4 mcg/kg in bolo seguito da infusione di 0,1 mcg/kg/min per 48-96 ore; eptifibatide: 180 mcg/kg in bolo seguito da infusione di 2 mcg/kg/min per 72-96 ore.

Le principali differenze, alcune delle quali sostanziali, fra i tre farmaci sono qui di seguito riassunte:

a) abciximab è un anticorpo, eptifibatide una molecola peptidica, tirofiban una molecola non peptidica;
b) abciximab è dotato di antigenicità;
c) abciximab presenta grandi dimensioni (48 kD), eptifibatide piccole dimensioni (1 kD), mentre ancora minori (<1 kD) sono le dimensioni di tirofiban;
d) abciximab lega altre integrine e presenta risposta anticorpale; tali caratteristiche non sono espresse né da eptifibatide, né da tirofiban;
e) la piastrinopenia è più evidente con abciximab;
f) la reversibilità d'azione è più rapida con tirofiban ed eptifibatide. Dopo la sospensione di abciximab, infatti, la funzione piastrinica viene ripristinata entro 48 ore, anche se il farmaco permane in circolo diversi giorni ed è stato osservato un basso livello di blocco dei recettori sino a 10 giorni; con eptifibatide il ritorno a una normale aggregazione piastrinica si realizza entro 4 ore dal termine dell'infusione; con tirofiban il ritorno a un'attività piastrinica responsabile di emostasi si realizza entro 4 ore dal termine dell'infusione, ma il 50% della funzione piastrinica torna al valore basale già dopo 1,5 ore;
g) i costi sono più elevati con abciximab.

Tabella 3. Studi "storici" che hanno previsto l'associazione della PTCA + inibitore GP IIb/IIIa in pazienti con SCA: morte + IMA + PCI urgenti nel follow - up

Studio	Anno/ N. pz.	Farmaco associato	Ore di infusione	Controlli Eventi (%)	Trattati Eventi (%)	Riduzione relativa
EPIC	1994/ 321	Abciximab	12	12,8	4,8	-63%, p=0,012
CAPTURE	1997/1265	Abciximab	18-25	15,9	11,3	-29%, p=0,012
EPILOG	1997/1328	Abciximab	12	12,2	4,9	-60%, p<0,01
EPISTENT	1998/335	Abciximab	12	14,8	4,5	-70%, p=0,003
IMPACT II	1997/1652	Eptifibatide	20-24	11,5	10,3	-10%, p=NS
RESTORE	1997/2141	Tirofiban	36	10,5	8	-24%, p=0,05

(Nell'**Appendice** sono illustrate le caratteristiche di ciascun farmaco e le dettagliate modalità di somministrazione).

Le modalità d'impiego, l'efficacia, la tollerabilità e la gestione della malattia coronarica acuta mediante questi farmaci sono state testate in numerosi trial che, al 2002, hanno visto l'arruolamento di circa 60.000 pazienti.

L'efficacia del trattamento risalta essenzialmente quando l'inbitore IIb/IIIa viene associato alle procedure interventistiche di rivascolarizzazione coronarica (o PCI = *Percutaneous Coronary Intervention*) così come è emerso già dai primi e più importanti studi sull'argomento condotti tra il 1994 e il 1998 [62-67] e riportati dalle citate Linee Guida, sia nazionali, sia internazionali (Tabella 3).

Lo studio TARGET, pubblicato nel 2001 [68], e condotto su in 4.809 pazienti ricoverati per SCA e da sottoporre a PCI elettiva o d'urgenza, ha previsto un confronto tra abciximab e tirofiban. Se abciximab si è dimostrato più efficace nel prevenire morte, infarto non fatale o rivascolarizzazione urgente del vaso target nel follow-up a 30 giorni (6,0% vs. 7,6%; p=0,038), ma nel successivo follow-up a sei mesi e a un anno le differenze sono andate via via assottigliandosi perdendo progressivamente significatività. Alla fine del follow-up gli effetti dei due farmaci sono risultati del tutto sovrapponibili [69].

Una recente metanalisi di Boersma [70] ha analizzato 6 trial – PRISM [71], PRISM-PLUS [72], PARAGON-A [73], PURSUIT [74], PARAGON-B [75] e GUSTO IV ACS [76] – nei quali la procedura interventistica era, invece, a discrezione del curante ovvero influenzata dall'andamento clinico, comunque non d'obbligo nel protocollo di ricerca.

Nei 31.402 pazienti cumulativi, gli eventi a 30 giorni (infarto non fatale/morte) hanno inciso per il 10,8% se trattati con antagonisti GP IIb/IIIa contro l'11,8% del gruppo di controllo (OR 0,91; IC 95% 0,84-0,98; p=0,015) con un'inaspettata differenza tra maschi e femmine laddove l'efficacia era evidente nel primo gruppo (morte o infarto non fatale negli uomini sottoposti al trattamento: 10,4% vs. 12,6% OR 0,81; IC 95% 0,75-0,89), ma non nel secondo (morte o infarto non fatale nelle donne trattate 11,5% vs. 10,4% OR 1,15; IC 95% 1,01-1,30) con differenze tra i due sessi statisticamente significative (p=0,0001).

Considerando, invece, i sottogruppi successivamente sottoposti a procedure interventistiche, è emerso che:

- nei pazienti trattati con tali agenti farmacologici e sottoposti a PCI entro 5 giorni, gli eventi morte/infarto non fatale a 30 giorni si verificano nell'11,8% dei casi contro il 14,5% registrato nei controlli (OR 0,77; IC 95% 0,64-0,92);
- nei pazienti sottoposti a PCI o bypass aortocoronarico entro 5 giorni i valori percentuali degli eventi sono del 14,3% vs. il 17,3% (OR 0,79; IC 95% 0,68-0,91);
- nei pazienti sottoposti a PCI o bypass aortocoronarico entro 30 giorni i valori percentuali degli eventi sono del 14,9% vs. il 16,6% (OR 0,89; IC 95% 0,80-0,98).

Nessuna differenza, invece, è emersa tra i gruppi di pazienti trattati esclusivamente in modo farmacologico con tali regimi antitrombotici e, quindi, non sottoposti a PCI o rivascolarizzazione chirurgica.

Lo studio TACTICS-TIMI 18 (*Treat Angina with Aggrastat and Determine Cost of Therapy with an Invasive or Conservative Strategy*) [44], non compreso nella precedente metanalisi, ha da un lato confermato l'utilità, soprattutto nei pazienti a medio-alto rischio, dell'atteggiamento cosiddetto "aggressivo" (=procedura interventistica + inibitori GP IIb/IIIA, nella fattispecie tirofiban somministrato come bolo di 0,4 mcg/kg in 30 minuti seguito da infusione per 48 ore alla dose di 0,1 mcg/kg/min ferme restando ASA ed eparina). Inoltre, ha anche fornito le informazioni sui sottogruppi di pazienti nei quali gli inibitori GP IIb/IIIa risultano più efficaci.

Considerando l'endpoint primario a 30 giorni, inteso come l'insieme degli eventi cumulativi morte + reinfarto non fatale + riospedalizzazione per SCA, la strategia aggressiva (attuata in 1.114 pazienti vs. 1.106 randomizzati alla strategia conservativa) ha consentito nella casistica generale una riduzione pari al 33% (7,4% vs. 10,5%; OR 0,67; IC 95% 0,50-0,91; p=0,009) e pari al 22% se il periodo di osservazione veniva spostato a sei mesi (15,9% vs. 19,4%; OR 0,78; IC 95% 0,62-0,97; p=0,025).

Analoghi risultati favorevoli erano rappresentati da:
- riduzione del 35% di mortalità o reinfarto non fatale a 30 giorni (4,7% vs. 7,0%, OR 0,65; IC 95% 0,45-0,93; p=0,02)
- riduzione del 26% di mortalità e reinfarto non fatale a sei mesi (7,3% vs. 9,5%, OR 0,74; IC 95% 0,54-1.00; p< 0,05)
- riduzione del 49% di reinfarto fatale e non fatale a 30 giorni (3,1% vs. 5,8%, OR 0,51; IC 95% 0,33-0,77; p=0,002)
- riduzione del 33% di reinfarto fatale e non fatale a sei mesi (4,8% vs. 6,9%, OR 0,67; IC 95% 0,46-0,96; p=0,029)
- riduzione del 39% di riospedalizzazione per SCA a 30 giorni (3,4% vs. 5,5%, OR 0,61; IC 95% 0,40-0,92; p=0,018)
- riduzione del 22% di riospedalizzazione per SCA a sei mesi (11,0% vs. 13,7%, OR 0,78; IC 95% 0,60-1.00; p=0,054).

Nel follow-up a sei mesi, i migliori risultati con la strategia aggressiva (versus conservativa) venivano ancora ottenuti nei pazienti con elevati livelli di TnT:
- endpoint primario a 30 giorni ridotto a 7,9% vs. 16,2% registrato nel braccio randomizzato a strategia conservativa (OR 0,44; IC 95% 0,30-0,66;p <0,001)
- endpoint primario a 6 mesi ridotto a 14,8% vs. 24,2% (OR 0,55; IC 95% 0,40-0,75; p<0,001)

- morte o infarto non fatale a 30 giorni ridotto a 5,3% vs. 10,6%, (OR 0,47; IC 95% 0,29-0,77; p=0,002).

Infine, sono stati evidenziati degli ulteriori sottogruppi che possono trarre giovamento da tale approccio terapeutico, in particolare:
- pazienti con modificazioni del segmento ST-T all'ECG (16,4% vs. 26,3%, OR 0,55; p=0,006),
- pazienti con punteggio TIMI *Risk Score* medio-elevato (TIMI *Score* compreso tra 3 e 4: incidenza di eventi nei pazienti sottoposti a strategia aggressiva 16,1% vs. 20,3%; OR 0,75 - IC 0,57-1,00; TIMI *Score* compreso tra 5 e 7: incidenza di eventi nei pazienti sottoposti a strategia aggressiva 19,5% vs. 30,6 % , OR 0,55 - IC 0,33-0,91; p=0,04)
- pazienti di età più avanzata (17,1% vs. 21,7%)
- pazienti affetti da diabete mellito (20,1% vs. 27,7%)
- pazienti che precedentemente al ricovero assumevano ASA 12,2% vs. 21%; p=0,02), e ciò per quanto detto in precedenza (vedi pag. 32).

Paradossalmente, e probabilmente in funzione della riduzione di eventi nel follow-up e di riflesso delle riospedalizzazioni, un risultato interessante è che l'approccio terapeutico "invasivo" si è dimostrato addirittura economicamente più favorevole di quello conservativo (Tabella 4) [77].

Un ulteriore campo di studio è l'impiego di tali farmaci nei pazienti diabetici e ciò in considerazione del fatto che il diabete è associato a un'aumentata aggregazione piastrinica. Una metanalisi di Roffi e coll. [78] effettuata, considerando gli stessi studi analizzati da Boersna, su un totale di 6.458 pazienti diabetici ha dimostrato che, in generale, tale trattamento antitrombotico induce una significativa riduzione della mortalità a 30 giorni (4,6% vs. 6,2% registrato nel gruppo placebo; OR 0,74; IC 0,59-0,92; p=0,007).

Questi risultati sensibilmente favorevoli, e oltretutto ottenuti in una categoria di soggetti particolarmente a rischio di eventi durante il follow-up, sono stati raggiunti soprattutto nei pazienti in cui era stato adottato l'approccio aggressivo comprensivo di inibitore GP IIb-IIIa + PCI. Meno evidente l'influenza positiva nei pazienti sottoposti al solo trattamento medico che comprendesse comunque tale

Tabella 4. TACTICS-TIMI 18. Durata della degenza [77]

Variabile	Pazienti	Degenza media	Degenza mediana	p
Terapia conservativa	1.106	7,33	4,88	<0,0001
Terapia invasiva	1.111	6,49	4,15	
Infarto no	2.133	6,64	4,43	<0,0001
Infarto sì	84	13,29	8,42	
Età <65 anni	1.252	6,21	4,19	<0,0001
Età >65 anni	965	7,78	5,02	
Diabete no	1.604	6,77	4,34	0,0001
Diabete sì	613	7,22	4,97	

categoria di antitrombotici.

Gli Autori, infatti, hanno concluso che il suddetto atteggiamento terapeutico "aggressivo", vale a dire PCI + inibitore GP IIb/IIIa, porta, nei pazienti diabetici, a una riduzione di mortalità dal 4,0 all'1,2% (p=0,002, follow-up a 30 giorni).

Un argomento ancora oggetto di valutazione è l'impiego degli inibitori GP IIb/IIIa nella SCA-NSTEMI, indipendentemente dalla messa in essere di procedure interventistiche di rivascolarizzazione coronarica. Non bisogna dimenticare, infatti, che in Europa solo il 10% dei centri di cardiologia è dotato di strutture di emodinamica nella stessa sede; che solo in una minoranza dei casi questa è attiva 24 ore su 24 [79] e che se l'angiografia coronarica viene effettuata nel 56% dei casi con STEMI e nel 52% dei pazienti con NSTEMI, solo nel 40% del primo gruppo e nel 25% del secondo viene effettuato un intervento di rivascolarizzazione coronarica [5].

Esiste dunque una larga fascia di pazienti che possono essere messi in terapia con inibitori GP IIb/IIIa indipendentemente dall'esecuzione di un'angioplastica coronarica. Quale agente farmacologico scegliere in tali casi?

Il PRISM-PLUS [72] ha previsto il confronto tra 773 pazienti trattati con eparina + ASA + tirofiban (tempo medio di infusione 71,3±20 ore) versus 797 pazienti trattati con eparina + ASA: il trattamento con tirofiban ha portato a una riduzione dell'endpoint primario (morte/infarto/ischemia refrattaria) sia a 7 giorni (12,9% vs. 17,9%; OR 0,68; IC 95% 0,53-0,88; p= 0,004), sia a 30 giorni (18,5% vs. 22,3%; OR 0,78; IC 95% 0,63-0,98; p=0,03), sia a sei mesi (27,7% vs. 32,1%, OR 0,81; IC 95% 0,68-0,97; p=0,02).

Nello studio GUSTO IV ACS [76], invece, è stato previsto l'impiego di abciximab. I risultati sono stati deludenti, essendo stata registrata un'incidenza di morte o infarto dell'8,0% nel gruppo placebo, dell'8,2% nel gruppo trattato con abciximab per 24 ore e del 9,1% nel gruppo trattato per 48 ore (OR 1,0; IC 95% 0,83-1,24). In particolare viene segnalato che non è stato registrato un beneficio neppure nei soggetti con elevati valori di troponina, notoriamente più a rischio di eventi nel follow-up. Gli Autori hanno dunque concluso che *"sebbene la spiegazione dei nostri risultati non sia chiara, questo studio indica che abciximab non è utile in termini di diretto trattamento medico nei pazienti ricoverati per Sindrome Coronarica Acuta"*.

L'anno successivo alla pubblicazione del GUSTO IV ACS, il gruppo di Topol ha strutturato una metanalisi di studi [80] che avevano previsto l'arruolamento di pazienti da trattare in prima istanza con un *management di carattere medico*, riservando quindi il PCI a discrezione del medico e in funzione dell'andamento clinico.

Gli Autori, analizzando gli studi PRISM, PRISM-PLUS, PARAGON, PARAGON B, PURSUIT e GUSTO IV ACS, hanno posto in evidenza che:
- considerando solo il management medico, nella popolazione globale non vi è nessuna differenza di eventi nel follow-up tra trattati e controlli (9,3% vs. 9,7%; p=0,27);
- risultato analogo è giunto dall'analisi che ha considerato il caso in cui la procedura interventistica era stata effettuata dopo l'interruzione dello studio (10,9% vs. 12,3%; p= 0,17);
- il beneficio del trattamento con inibitori GP IIb/IIIa è stato invece riscontrato nel caso in cui la procedura interventistica era stata effettuata nel corso dello studio, seppure non pianificata nel protocollo dello studio, ma eseguita in fun-

zione dell'andamento clinico (10,5% vs. 13,6%; p= 0,02).

Quindi, anche da questa metanalisi è stato confermato che gli inibitori GP IIb/IIIa sono efficaci, soprattutto se associati a procedura coronarica interventistica.

Infine, un cenno alle complicanze emorragiche.

Abciximab implica un rischio emorragico "maggiore", intorno al 4,1-4,7% [76] in funzione della durata dell'infusione (24 o 48 ore).

Il rischio emorragico secondario all'impiego di tirofiban dipende sostanzialmente dalla dose utilizzata: a basse dosi la percentuale di rischio varia tra l'1,7 e il 3%, ad alte dosi sale al 4,1%.

Dalla metanalisi di Boersma [70] emerge che, considerando la globalità degli studi, indipendentemente dal tipo di inibitore GP IIb/IIIa utilizzato, il rischio emorragico maggiore è pari al 2,4% vs. l'1,4% registrato nei controlli senza sostanziali differenze se si considera sia l'associazione con ENF, sia l'associazione con EBPM così come dimostrato dallo studio ACUTE [81]. Il rischio di emorragia intracranica è anch'esso basso (0,09% vs. 0,06%), senza differenze particolari se si estrapolano i trial che hanno previsto l'utilizzo delle "piccole" molecole (0,07% d'incidenza).

6.3 Angina instabile, NSTEMI e clopidogrel

Clopidogrel è un antiaggregante il cui meccanismo d'azione è complementare a quello di ASA in quanto agisce su un diverso meccanismo che contribuisce alla realizzazione dell'aggregazione piastrinica, vale a dire l'interazione dell'ADP con il suo recettore P2Y12 (per le caratteristiche generali del farmaco, vedi **Appendice**).

Maseri e coll., in un recente articolo [82], hanno messo in evidenza le caratteristiche generali del farmaco e le sue proprietà prettamente positive in relazione al suo impiego nel trattamento delle SCA:
- innanzitutto la praticità delle modalità di somministrazione: 300 mg di carico per via orale, quindi 75 mg/die;
- l'inizio pressoché immediato dell'effetto antiaggregante, evidente già dopo 30 minuti dalla somministrazione della dose di carico;
- l'effetto antitrombotico più elevato di quanto indotto dalla singola dose di carico di ticlopidina;
- l'efficacia anche superiore rispetto a ENF ed EBPM e quanto meno simile rispetto agli inibitori GP IIb/IIIa;
- l'omogeneità del beneficio nelle diverse sottopopolazioni facenti parte delle casistiche studiate;
- l'incidenza di effetti collaterali del tutto contenute;
- la possibilità di un suo utilizzo in caso di intolleranza ad ASA e la migliore tollerabilità rispetto a ticlopidina, soprattutto per quanto riguarda la crasi ematica.

6.3.1 Lo studio CURE

Lo studio CURE (*The Clopidogrel in Unstable Angina for Prevent Recurrent Events Trial Investigators*), pubblicato nel 2001 [83], ha fatto sì che clopidogrel venisse, di diritto, inserito nelle ultime Linee Guida del 2002 tra gli agenti antiaggreganti cui non si può rinunciare nella terapia della SCA-NSTEMI.

Il trial ha incluso 12.562 pazienti (6.259 nel gruppo clopidogrel e 6.303 nel gruppo placebo) seguiti per un follow-up di 12 mesi, essendo considerato un primo endpoint primario (infarto non fatale, stroke o morte cardiovascolare) e un secondo endpoint primario (endpoint primario e ischemia refrattaria). L'outcome secondario era definito da ischemia grave, insufficienza cardiaca e necessità di rivascolarizzazione.

Nel gruppo trattato è stata dimostrata, nel corso del follow-up (Tabella 5):

- una riduzione del rischio combinato morte cardiovascolare o infarto non fatale/ictus cerebri pari al 20% (9,3% vs. 11,4%, RR 0,80; IC 95% 0,72-0,90; p<0,001);
- una riduzione del rischio combinato morte cardiovascolare/infarto non fatale/ictus cerebri oppure ischemia refrattaria pari al 14% (16,5% vs. 18,8%, RR 0,86; IC 95% 0,79-0,94; p< 0,001);
- una riduzione del numero di pazienti deceduti per cause cardiovascolari o che è stato colpito da infarto miocardico nel gruppo trattato con clopidogrel (-19%, 8,6% vs. 10,5%, RR 0,81; IC 95% 0,72-0,91; p<0,001); le corrispondenti percentuali a 30 giorni sono risultate pari al 3,9% vs. 4,8% (RR 0,79; IC 95% 0,67-0,94; p=0,007);
- una riduzione, nel corso del periodo ospedaliero, di ischemia ricorrente (-9%, 22,9% nei controlli vs. 20,9% nei trattati, RR 0,91, p=0,01); di ischemia severa (-26%, 3,8% vs. 2,8%, RR 0,74; p=0,003); di ischemia refrattaria (-32%, 2,0% vs. 1,4%, RR 0,68; p=0,007); d'insufficienza cardiaca (-18%, 4,5% vs. 3,7%, RR 0,82; p=0,026) e di necessità di rivascolarizzazione urgente (-8%, 22,7% vs. 20,8%, RR 0,92; p=0,03).

Dallo studio CURE sono derivate anche importanti informazioni circa le correlazioni tra la terapia con clopidogrel e il grado di punteggio TIMI calcolato nel paziente ricoverato con diagnosi di NSTEMI [84] e riguardo le correlazioni con il timing del follow-up [85].

Innanzitutto i risultati del trial hanno confermato che quanto più è elevato il punteggio TIMI calcolato nel singolo paziente tanto maggiore è l'incidenza di eventi nel follow-up a 12 mesi in termini di morte cardiovascolare, infarto miocardico e stroke [84], secondo il trend espresso in Tabella 6.

Tabella 5. Studio CURE. Incidenza degli endpoint principali [83]

Variabile	Pazienti in trattamento (%)	Pazienti in placebo (%)	RR	p
IMA non fatale, stroke o morte C.V. a 12 mesi	9,3	11,4	0,80	<0,001
Outcome primario o ischemia refrattaria a 12 mesi	16,5	18,8	0,86	<0,001
Ischemia refrattaria in ospedale	1,4	2,0	0,68	0,007
Altre forme d'ischemia severa in ospedale	2,8	3,8	0,74	0,003
Altre forme di angina ricorrente in ospedale	20,9	22,9	0,91	0,01
Procedure di rivascolarizzazione in ospedale	20,8	22,7	0,92	0,03
Insufficienza cardiaca in ospedale	3,7	4,5	0,82	0,02

La seconda informazione riguarda l'efficacia di clopidogrel anche nei sottogruppi di pazienti a basso rischio, al contrario di quanto emerso dagli studi con inibitori IIb/IIIa che hanno, invece, dimostrato l'efficacia di tali agenti farmacologici essenzialmente nei sottogruppi a medio ed alto rischio di eventi nel follow-up.

Un'analisi di efficacia (Tabella 7) in funzione del punteggio di rischio TIMI [84] ha infatti dimostrato che il beneficio del trattamento con clopidogrel in termini di riduzione di morte cardiovascolare, infarto miocardico e stroke era evidente sia nei soggetti con punteggio TIMI da 0 a 2, sia nei pazienti con punteggio TIMI 3-4 e 5-7.

Tabella 6. Studio CURE. Incidenza di morte cardiovascolare, infarto miocardico e stroke a 12 mesi in funzione del punteggio TIMI [84]

Punteggio TIMI	Eventi (%)
0 - 1	3,5
2	5,4
3	8,7
4	12,6
5	17,3
6 - 7	22,7

(p< 0,0001 per il trend)

La terza informazione emersa dall'analisi di Yusuf, pubblicata nel 2003 [85], indica che l'efficacia del trattamento è evidente sia nel periodo da zero a 30 giorni sia nel follow-up da 30 giorni a 1 anno (Tabella 8). La riduzione di eventi nel gruppo trattamento (morte cardiovascolare, infarto e stroke) è risultata del 21% a breve-medio termine (4,3% vs. 5,4% nel gruppo placebo, RR 0,79; IC 95% 0,67-0,92, p=0,003) e del 18% nel lungo periodo (5,2% vs. 6,3% nel gruppo placebo, RR 0,82; IC 95% 0,70-0,95; p=0,009).

Se ai tre endpoint sopra segnalati si associa anche l'ischemia severa/refrattaria, si osserva che il positivo effetto terapeutico appare evidente già in prima giornata (-34%, 1,4% vs. 2,1% nel gruppo placebo, RR 0,66; IC 95% 0,51-0,86) e nei periodi zero-7 giorni (-18%, 3,5% vs. 4,2% nel gruppo placebo, RR 0,82; IC 95% 0,69-0,98) e 8-30 giorni (-17%, 4,4% vs. 5,2% nel gruppo placebo, RR 0,83; IC 95% 0,71-0,98).

Gli effetti della terapia con clopidogrel in associazione alle procedure interventistiche di angioplastica coronarica sono stati valutati negli studi PCI-CURE [86] e CREDO [87].

Il trial PCI-CURE [86] è stato strutturato su 2.658 pazienti affetti da angina instabile/NSTEMI e sottoposti a PCI nell'ambito dello studio CURE. I pazienti sono stati pretrattati con ASA (tutti) e con clopidogrel vs. placebo per un tempo mediano di 10 giorni (6 giorni durante il ricovero ospedaliero); dopo il PCI veniva proseguita una tienopiridina in aperto per 2-4 settimane e successivamente

Tabella 7. Studio CURE. Efficacia in funzione del punteggio TIMI [84]. Incidenza di morte CV, IMA non fatale e stroke. Follow-up a 12 mesi

Punteggio TIMI	Pazienti in clopidogrel (%)	Pazienti in placebo (%)	p
0-2	4,1	5,7	<0,04
3-4	9,8	11,4	<0,03
5-7	15,9	20,7	<0,004

Tabella 8. Studio CURE. Efficacia in funzione del timing del follow-up [85]. Incidenza di morte CV, IMA non fatale, stroke, ischemia refrattaria

Timing	Pazienti in clopidogrel (%)	Pazienti in placebo (%)	RR (IC 95%)
24 ore Morte CV, infarto, stroke, ischemia severa	1,4	2,1	0,66 (0,51-0,86)
0-7 giorni Morte CV, infarto, stroke, ischemia severa	3,5	4,2	0,82 (0,69-0,98)
8-30 giorni Morte CV, infarto, stroke, ischemia severa	4,4	5,2	0,83 (0,71-0,98)
8-30 giorni Morte CV, infarto, stroke	2,3	3,0	0,76 (0,61-0,94)
0-30 giorni Morte CV, infarto, stroke	4,3	5,4	0,79 (0,67-0,92)
30 giorni-1 anno Morte CV, infarto, stroke	5,2	6,3	0,82 (0,70-0,95)

veniva ripresa la terapia sperimentale per 3-12 mesi durante i quali veniva analizzato l'endpoint primario composito inteso come morte cardiovascolare, infarto miocardico o rivascolarizzazione urgente del vaso trattato entro 30 giorni dall'esecuzione del PCI (Tabella 9).

Clopidogrel, associato al PCI come pretrattamento nei dieci giorni precedenti la procedura, ha indotto, a 30 giorni, una riduzione degli eventi (morte/infarto/rivascolarizzazione urgente) pari al 30% (4,5% vs. 6,4%; RR 0,70; IC 95% 0,50-0,97; p=0,03), vantaggio che si è mantenuto anche nel corso dell'intero follow-up con un risparmio di eventi pari al 17% (morte cardiovascolare, infarto miocardico o rivascolarizzazione urgente 18,3% nel gruppo trattato con clopidogrel vs. 21,7% registrato nel gruppo placebo, RR 0,83; IC 95% 0,70-0,99; p=0,03).

Di particolare interesse, in questo studio, è il dato secondo il quale il farmaco riduce l'incidenza d'infarto e ischemia refrattaria che possono verificarsi prima della esecuzione del PCI (12,1% vs. 15,3%, RR 0,76; IC 95% 0,62-0,93; p=0,008).

Sommando, infine, gli eventi prima e dopo il PCI è emerso che la morte cardiovascolare e l'infarto miocardico si sono verificati nell'8,8% dei pazienti sottoposti al trattamento con tienopiridina e nel 12,6% nel gruppo placebo (RR 0,69; IC 95% 0,54-0,87; p=0,002), facendo così concludere gli Autori che *"nei pazienti affetti da Sindrome Coronarica Acuta in terapia con ASA, la strategia costituita dal pretrattamento con clopidogrel seguito dalla terapia a lungo termine è più efficace di placebo nella riduzione degli eventi cardiovascolari maggiori"*.

Nell'ottica di un'ottimizzazione della terapia antiaggregante, sempre nel contesto dello studio CURE è stato portato a termine un ulteriore progetto che aveva come scopo la valutazione del rapporto rischio-beneficio delle diverse dosi di ASA

Tabella 9. Studio PCI-CURE (86). Morte cardiovascolare, infarto non fatale e rivascolarizzazione urgente entro 30 giorni dal PCI

Giorni dopo il PCI	Pazienti in clopidogrel (%)	Pazienti in placebo (%)	RR (IC 95%)
<2	2,4	3,0	0,80 (0,50-1,27)
<7	3,0	4,4	0,69 (0,46-1,03)
<14	3,7	5,4	0,67 (0,47-0,96)
<30	4,5	6,4	0,70 (0,50-0,97)

associate a clopidogrel [87]. Dallo studio è emerso che:
- l'aggiunta di clopidogrel ad ASA è utile, indipendentemente dalla dose di ASA (Tabella 10);
- la dose ottimale di ASA, con o senza clopidogrel, è compresa tra 75 e 100 mg/die;
- il rischio emorragico aumenta con l'aumentare della dose di ASA, indipendentemente dalla presenza o meno di clopidogrel (Tabella 11).

6.3.2 Lo studio CREDO

Lo studio CREDO (*Clopidogrel for Reduction of Events During Observation*) è stato condotto su 2.116 pazienti sottoposti a PCI elettivo e seguiti per un anno [88].

La terapia antiaggregante ha previsto ASA (325 mg dopo la randomizzazione e prima del PCI, 325 mg/die sino alla quarta settimana quindi 81-325 mg/die a discrezione dello sperimentatore) e, nel braccio trattamento, clopidogrel iniziando con una dose di carico di 300 mg per via orale per poi seguire con 75 mg/die.

Dalla valutazione a 28 giorni è emerso che il miglior risultato (seppure ai limiti della significatività statistica) in termini di riduzione dell'endpoint combinato (morte cardiovascolare, infarto non fatale e ictus) lo si ottiene nel caso in cui clopidogrel venga iniziato almeno sei ore prima del PCI (inizio del trattamento tra la 6ª e la 24ª ora precedenti il PCI: riduzione di eventi –38,6%; p=0,051); non è stato, invece, osservato alcun beneficio nel gruppo pretrattato fra le tre e le sei ore precedenti il PCI (riduzione di eventi –13,4%; p=0,60).

A un anno, l'inserimento in terapia di clopidogrel ha favorito, rispetto all'associazione ASA + placebo, una riduzione del rischio relativo di morte cardiovascolare/infarto non fatale o ictus pari al 26,9% (p=0,02).

Tabella 10. Studio CURE [87]. Morte cardiovascolare, infarto non fatale e stroke. Confronto tra ASA, ASA + clopidogrel

Dose ASA	ASA (%)	ASA+clopidogrel (%)	HR ASA + clopidogrel vs. ASA da sola (IC 95%)
<100 mg	10,5	8,6	0,81 (0,68-0,97)
101-199 mg	9,8	9,5	0,97 (0,77-1,22)
>200 mg	13,6	9,8	0,71 (0,59-0,85)

Inoltre, un trattamento continuo con clopidogrel oltre le quattro settimane dal PCI è risultato associato a un'ulteriore RRR del 37,4% dell'endpoint combinato (p=0,04) senza un incremento significativo rispetto a placebo dei sanguinamenti maggiori (8,8% nel gruppo clopidogrel vs. 6,7% nel gruppo placebo; p=0,07), laddove il maggior numero di sanguinamenti si è verificato nei soggetti sottoposti a bypass aortocoronarico.

Sulla scorta dei risultati emersi dai trial più recenti e in particolare dagli studi TACTICS e CURE, in modo sicuramente originale, De Servi e coll. [89] hanno sintetizzato le problematiche in discussione assegnando a un recente articolo in materia il titolo "CURE e Tattiche". Gli Autori hanno sottolineato come:

a) l'età avanzata, l'anamnesi positiva per angina precedente al ricovero, l'evidenza di sottoslivellamento di ST all'esordio, la positività della troponina, la ridotta funzione ventricolare sinistra e un elevato punteggio TIMI rappresentino elementi prognostici negativi;

b) clopidogrel sia utile nel ridurre sia gli eventi in genere nei pazienti affetti da angina instabile, sia gli eventi periprocedurali nei pazienti sottoposti a PCI, ma sia soprattutto utile nel ridurre l'incidenza d'infarto che si verifica prima della PTCA;

c) le piccole molecole (tirofoban ed eptifibatide) siano approvate anche per un impiego terapeutico esclusivamente "medico" nei pazienti a medio-alto rischio;

d) abciximab sia più indicato in caso d'intervento percutaneo sebbene anche le molecole piccole si siano rivelate efficaci, anzi maggiormente efficaci, quando associate al PCI;

e) abciximab non si sia invece rivelato efficace come terapia "medica" dello NSTEMI;

f) gli inibitori GP IIb/IIIa possono essere utilizzati anche nei pazienti che già assumono clopidogrel, rivelandosi addirittura un effetto additivo.

Sulla base di queste evidenze gli Autori hanno proposto due algoritmi di trattamento:

a) ricovero in UCC e inizio di terapia standard con ASA, eparina, beta-bloccanti e nitrati; quindi, in caso di evidenza di rischio medio-alto, inizio di un pretrattamento con inibitori GP IIb/IIIa del tipo "molecole piccole" come tirofiban o eptifibatide, e, successivamente, entro 48 ore, esecuzione di coronarografia. In riferimento agli inibitori IIb/IIIa si parlerebbe, in tal caso, di "trattamento a monte" o "up-stream";

Tabella 11. Studio CURE [87]. Incidenza di sanguinamento maggiore. Confronto tra ASA, ASA + clopidogrel

Dose ASA	ASA (%)	ASA+clopidogrel (%)
<100 mg	1,86	2,97
101-199 mg	2,86	4,41
>200 mg	3,67	4,86
p per il trend	<0,0001	<0,001
OR aggiustato per ASA 101-199 vs. <100 mg	1,52 (1,00-2,31)	1,20 (0,84-1,73)
OR aggiustato per ASA for ASA >200 vs. <100 mg	1,7 (1,22-2,59)	1,63 (1,19-2,23)

alternativamente,

b) ricovero in UCC e inizio di terapia standard con ASA, eparina, beta-bloccanti, nitrati e clopidogrel; quindi, in caso di evidenza di rischio medio-alto, esecuzione di coronarografia entro 24 ore associata ad abciximab in caso di PTCA. In questo caso si parlerebbe di "trattamento a valle" o "down-stream".

Tale ultimo approccio, secondo gli Autori, presenterebbe come punto di forza sia l'utilizzo di clopidogrel capace di ridurre gli eventi periprocedurali - vedi PCI-CURE [86] - sia la possibilità d'impiego in sala di emodinamica del più efficace tra gli inibitori IIb/IIIa, quanto meno in fase acuta, ovvero abciximab, come indicato dallo studio TARGET [68].

Considerato che la proposta di De Servi e coll. precede la pubblicazione delle Linee Guida europee, ne deriva che, ancor prima del loro aggiornamento, i risultati raggiunti con clopidogrel sono stati considerati così importanti da determinare una radicale modifica del comportamento da parte del medico che si trovi ad affrontare una SCA, e questo sia in fase acuta che, successivamente, in cronico.

6.4 STEMI, trombolisi, EBPM, inibitori GP IIb/IIIa e PCI

Anche il trattamento dell'IMA a ST sopraslivellato è in piena evoluzione. Ciò in funzione dell'avvento della trombolisi in bolo, dell'impiego dell'EBPM e degli inibitori GP IIb/IIIA e dell'attuazione dell'angioplastica facilitata, vale a dire preceduta o da una dose ridotta di trombolitico, ovvero effettuata essendo in corso un'infusione di inibitore GP IIb/IIIA.

Le argomentazioni sono comunque ancora oggetto di ampio dibattito e forse ancora oggi meno definite rispetto a quanto indicato per angina instabile e infarto non Q.

Premesso che, nei trial ad hoc strutturati, la PTCA primaria nell'IMA aumenta la percentuale di ricanalizzazione coronarica dell'arteria correlata con l'infarto, riduce il tempo di risoluzione del sopraslivellamento di ST, riduce la frequenza di stroke e reinfarto e migliora gli indici di sopravvivenza [90], è anche vero che dai registri internazionali emerge un dato in parte contrastante secondo il quale i risultati di sopravvivenza derivati dagli studi controllati non rispecchiano la realtà quotidiana.

In altri termini, gli studi osservazionali [91, 92] non indicano differenze di outcome tra trombolisi e angioplastica primaria e ciò probabilmente perché sia dopo PTCA, con o senza stenting, sia dopo trombolisi, alla ricanalizzazione coronarica non necessariamente segue la riperfusione tissutale.

D'altra parte il fenomeno del no-reflow è noto e documentato in una quota di pazienti che si aggira tra il 30 e il 40%: esso dipende dalla funzione microcircolatoria, dal carico trombotico, dalla funzione leucocitaria [93, 94].

Se poi vengono correlati questi dati con il tempo di ricovero, si può verificare come entro due ore dall'esordio dei sintomi non vi sia differenza in termini di mortalità intraospedaliera tra trombolisi e PTCA. Tra le tre e le sei ore la PTCA risulta vantaggiosa, ma presenta maggiore incidenza di no-reflow, dopo le prime 6 ore la PTCA è preferibile [95].

Per tali motivi, ma soprattutto per ridurre l'incidenza e l'entità del no-reflow, accanto alla

- PTCA primaria, effettuata entro 12 ore dall'esordio dei sintomi senza pretrattamento farmacologico
- PTCA di salvataggio (*Rescue*-PTCA in caso di fallimento della trombolisi)
- *Early* PTCA (entro 1-2 giorni dopo la trombolisi) e
- *Late* PTCA (dopo più di due giorni dalla trombolisi)

ha trovato sempre più spazio la cosiddetta PTCA "facilitata", ovvero associata alla trombolisi o agli inibitori della GP IIb/IIIa. Recentemente è stato coniato anche il termine di trombolisi "facilitata", ovvero la trombolisi associata a questa categoria di antiaggreganti.

Infatti, se da un lato lo stenting coronarico ha ridotto l'incidenza di restenosi, ma non del fenomeno del no-reflow, è anche vero che la trombolisi induce uno stato procoagulativo riconducibile alla liberazione della trombina dalla rete fibrino-piastrinica cui si aggiunge l'attivazione diretta e indiretta delle piastrine stesse che comporta l'esteriorizzazione dei recettori di membrana GP IIb/IIIa.

Si tratta pertanto di valutare quale trattamento è nello stesso tempo sicuro, efficace e attuabile anche in funzione delle caratteristiche organizzative proprie del Centro ove il paziente giunge con la crisi stenocardica. Occorre, quindi, analizzare cosa indicano i principali trial che hanno previsto l'impiego del PCI associato a trombolisi o inibitori IIb/IIIa e cosa, invece, è emerso dai trial strettamente "medici" che hanno previsto esclusivamente una terapia farmacologica.

Per ciò che riguarda l'associazione PCI + trombolisi, lo studio di riferimento è il PACT [96], che ha previsto l'arruolamento di 606 soggetti in cui veniva confrontato il bolo in 3 minuti di 50 mg di rt-PA oppure il placebo seguiti da coronarografia e angioplastica (PCI) se necessaria. Il vantaggio ottenuto è che nel gruppo pretrattato con rt-PA si ottiene con maggiore frequenza (61% vs. 34%) un ripristino di flusso coronarico TIMI 3 prima "dell'arrivo del catetere", senza incrementare il rischio emorragico in misura significativa.

Più moderna appare l'associazione inibitori GP IIb/IIIa – PCI. In tale ambito le maggiori esperienze sono state effettuate con abciximab negli studi Rapport [97], Admiral [98], ISAR-2 [99] e CADILLAC [100]: l'orientamento è a favore di questa prassi anche se vi sono tuttora argomenti di dibattito. Infatti, se è stato dimostrato un beneficio dell'associazione abciximab-angioplastica primaria nel ridurre l'outcome a breve termine (ma non per gli endpoint morte/reinfarto/rivascolarizzazione a sei mesi), evidenze altrettanto non certe vi sono per ciò che riguarda l'associazione abciximab – stenting primario, un'associazione sostenuta dai risultati dello studio Admiral, ma non dagli studi ISAR 2 (mancata prevenzione delle restenosi) e CADILLAC (effetto positivo in caso di angioplastica primaria, ma non ulteriore beneficio derivato dalla aggiunta di abciximab allo stenting).

I due trial "medici" di riferimento sono, invece, il GUSTO V [101] e l'ASSENT 3 [102], due studi che hanno utilizzato la trombolisi in bolo.

Occorre partire da un presupposto che è quello della maggiore sicurezza della modalità di somministrazione di tale terapia. Infatti, le emorragie intracraniche in donne di età superiore a 75 anni e di peso inferiore a 67 kg sono sensibilmente inferiori, essendosi registrate nel 3,02% dei casi con l'rt-PA e nell'1,14% con il

TNKt-PA, così come dimostrato nell'ASSENT 2 [103].

Le motivazioni sono da ricercarsi nella mancanza di errori di dosaggio nel trattamento in bolo, visto che nei pazienti che hanno ricevuto una dose superiore a 1,5 mg/kg il rischio di morte è superiore del 50% rispetto ai soggetti che hanno invece ricevuto un dosaggio corretto. Un elemento di fondamentale importanza, che si aggiunge alle caratteristiche farmacologiche e farmacodinamiche del TNK che, a fronte di una riduzione del fibrinogeno del 50% circa con l'rt-PA, implica, invece, una riduzione meno evidente e accentuata dei livelli di tale parametro [104, 105].

Lo studio GUSTO V, condotto su una popolazione di 16.588 pazienti ricoverati per IMA entro 6 ore dall'esordio dei sintomi, ha testato il trattamento con reteplase vs. il trattamento con reteplase a dose dimezzata (5 + 5 UI e.v.) + abciximab, fermo restando l'impiego di ASA ed eparina e.v. L'endpoint primario (mortalità a 30 giorni) non ha dimostrato l'attesa superiorità della terapia combinata rispetto al trombolitico da solo; la riduzione assoluta dello 0,3% (da 5,9 al 5,6%) e la riduzione relativa del 5% prodotte dalla terapia combinata hanno soddisfatto il criterio di non inferiorità. Le complicanze ischemiche sono state ridotte dalla terapia combinata: dal 3,5% al 2,3% per il reinfarto (p<0,0001) e dal 12,8% all'11,3% per l'ischemia ricorrente (p<0,004).

Tuttavia, le complicanze emorragiche sono risultate più frequenti con la terapia combinata (24,6% vs. 13,7%; p<0,0001) in particolar modo le emorragie severe (1,1% vs. 0,5%) e le emorragie intracraniche per le quali, nei pazienti di età >75 anni, è stata registrata un'incidenza doppia (2,1% vs. 1,1%; p<0,06).

L'ASSENT 3, in una popolazione di 6.095 pazienti, ha a sua volta testato diverse combinazioni:
- TNKt-PA a dose piena + ENF
- TNKt-PA a dose piena + enoxaparina
- TNKt-PA a dose dimezzata + eparina in dose ridotta + abciximab
essendo in tutti i gruppi previsto, ovviamente, l'impiego di ASA.

In questo studio i nuovi trattamenti TNKt-PA + enoxaparina si sono rivelati superiori rispetto a quello convenzionale essendosi registrata:
- una percentuale di endpoint primario di efficacia dell'11,4% per la combinazione TNK + enoxaparina e dell'11,1% per TNK + abciximab contro il 15,4% registrato per TNK + eparina;
- una percentuale di endpoint primario efficacia + sicurezza del 13,7% per TNK + enoxaparina, del 14,2% per TNK + abciximab e del 17% per TNK + eparina,
laddove, considerando i singoli eventi, se è vero che reinfarto e ischemia refrattaria si verificano in misura meno evidente seppure non significativa nel gruppo TNK + abciximab, è ancor più vero che TNK + abciximab aumentano in misura significativa gli eventi emorragici e la necessità di emotrasfusioni.

Quindi, in ultima analisi, l'associazione tra TNK somministrato in funzione del peso corporeo (30 mg per un peso <60 kg, 35 mg per 60-69 kg, 40 mg per 70-79 kg, 45 mg per 80-89 kg e 50 mg per >90 kg) ed enoxaparina (30 mg e.v. bolo + 1 mg/kg sc subito dopo il bolo e, successivamente, ogni 12 ore per un massimo di 7 giorni) si è rivelato essere, a oggi, il trattamento farmacologico più efficace e, nel contempo, più sicuro laddove non sia prevista una procedura interventistica posta in essere già all'arrivo del paziente in Ospedale.

7. Le indicazioni delle Linee Guida

7.1 Angina instabile, NSTEMI

Tra il 2000 e il 2002 le indicazioni terapeutiche hanno subito sensibili variazioni che, per semplicità e completezza, verranno esposte in ordine cronologico così come si sono modificate anno dopo anno.

Anno 2000

In merito ai criteri di scelta per la somministrazione dell'EBPM e degli inibitori GP IIb/IIIa, all'epoca della pubblicazione di queste Linee Guida ACC/AHA [41] si partiva dalla suddivisione dei pazienti con NSTEMI in tre gruppi: da un lato i pazienti a basso, medio e alto rischio di morte o infarto non fatale (vedi pag. 21) e dall'altro quelli con bassa, media e alta probabilità di essere affetti da angina instabile o IMA non Q. Ciò in funzione della presenza di uno o più degli elementi che si andranno a elencare e derivati dall'anamnesi fisiologica e patologica remota, dal tipo di dolore, dal quadro clinico, dall'ECG e dall'andamento dei marker di necrosi miocardica.

Pazienti ad alta probabilità di angina. Dolore/oppressione toracica già vissuti come sintomo ischemico, storia di coronaropatia, insufficienza mitralica, ipotensione, sudorazione profusa, stasi polmonare o edema polmonare, slivellamento di ST >0,05 mV o inversione dell'onda T di nuova comparsa, innalzamento dei marker di necrosi miocardica (troponina o CK-MB).

Pazienti a media probabilità di angina. Assenza di segni e sintomi caratteristici di una probabilità elevata, ma presenza di: dolore/oppressione toracica con irradiazione al braccio sinistro, età >70 anni, sesso maschile, diabete mellito, vasculopatia extracardiaca, presenza di onde Q e anomalie dell'ST/T già documentate in precedenza ovvero ECG normale, marker di necrosi miocardica normali.

Pazienti a bassa probabilità di angina. Assenza di segni e sintomi caratteristici di una probabilità intermedia o elevata, ma presenza di: sintomi di probabile natura ischemica, recente uso di cocaina, oppressione toracica riprodotta dalla palpazione, appiattimento dell'onda T nelle derivazioni che presentano onde R dominanti, marker di necrosi miocardica normali.

Le raccomandazioni per la terapia nascevano, quindi, sia dal grado di rischio, così come già esposto in precedenza, sia dalla probabilità più o meno elevata di sussistenza della SCA. In altri termini
- in caso di SCA probabile: ASA
- in caso di SCA verosimile o certa: ASA + EBPM s.c. oppure eparina e.v.

- in caso di SCA certa con caratteristiche di alto rischio o intervento percutaneo già pianificato: ASA + EBPM s.c. + inibitore delle GP IIb/IIIa.

Anno 2001

In questo periodo, Antman [42] propose una semplice suddivisione dei pazienti, dalle cui caratteristiche nacque l'orientamento terapeutico, ovvero:

a) in caso di troponina elevata e/o ischemia ricorrente e/o instabilità del ritmo o dell'emodinamica e/o in caso di angina post infartuale → inibitore delle GP IIb/IIIa e coronarografia;
b) in caso di troponina normale all'ingresso e 12 ore più tardi → stress test prima o dopo la dimissione.

Sempre nel 2001, Boden e Mc Kay pubblicavano sul New England Journal of Medicine [106] un'articolata flow-chart che, partendo dall'acquisizione dell'ECG in cui si evidenziava l'assenza di sopraslivellamento di ST, prevedeva, come secondo step, il dosaggio degli isoenzimi e della troponina. Da qui la suddivisione della popolazione in tre sottogruppi con i relativi provvedimenti terapeutici.

Pazienti a basso rischio. Nessun movimento degli isoenzimi o della troponina, assenza di sottoslivellamento di ST, dolore toracico risolto → in tal caso il programma dovrebbe prevedere:

a) il ricovero in UCC oppure in reparto con telemetria;
b) terapia con aspirina ed EBPM o ENF, ma non inibitore delle GP IIb/IIIa;
c) stratificazione del rischio non invasiva e in caso d'ischemia inducibile previsione di coronarografia, altrimenti follow-up con terapia beta-bloccante, ASA, clopidogrel, ACE-inibitore e statine.

Pazienti a rischio intermedio. Dolore e sottoslivellamento di ST → in tal caso è stato indicato dagli Autori:

a) ricovero in UCC;
b) terapia con tirofiban ed EBPM o ENF;
c) stratificazione del rischio non invasiva oppure coronarografia differita;
d) follow-up come sopra.

Pazienti ad alto rischio. Isoenzimi o troponina elevate, sottoslivellamento di ST e persistenza di angina a riposo → in tal caso:

a) se il laboratorio di emodinamica è disponibile occorre iniziare un trattamento con abciximab o eptifibatide + EBPM o ENF in vista dell'angioplastica + STENT;
b) se invece è previsto un *medical management,* non essendo disponibile la sala di emodinamica, è da preferirsi, sulla base dei dati della letteratura innanzi citati, l'impiego di tirofiban + EBPM o ENF, differendo a un secondo momento la coronarografia;
c) follow-up come sopra.

Anno 2002

L'anno 2002 vede la pubblicazione delle nuove Linee Guida statunitensi [47] ed europee [48]: in entrambe viene posta particolare attenzione alla revisione della terapia antitrombotica e si sottolinea la centralità del ruolo di clopidogrel.

Nelle Linee Guida europee, cui faremo riferimento in quanto più "vicine" alla nostra realtà, viene chiaramente tracciato un percorso valutativo che ruota intorno all'elettrocardiogramma e ai marker di necrosi miocardica, in particolare la troponina (Fig. 1).

In sintesi, di fronte a un dolore toracico suggestivo di patologia coronarica:

a) se l'ECG è normale o, comunque, non presenta specifiche alterazioni e la troponina è per due volte negativa, probabilmente il paziente non è affetto da SCA; è comunque prudente somministrare ASA laddove non controindicato e, eventualmente, programmare test di valutazione;

b) se all'ECG si registra un sottoslivellamento di ST occorre iniziare subito il trattamento con ASA, EBPM, clopidogrel, beta-bloccanti e nitrati. Se poi il paziente è ad alto rischio occorre sottoporlo a coronarografia previo inizio di un trattamento con inibitori IIB/IIIa; se il paziente è, invece, a basso rischio si ricontrollano i livelli di troponina e se per due volte risultano negativi s'invia il paziente allo stress test; se invece la seconda rilevazione di troponina è positiva, allora il paziente segue la stessa strada dei soggetti considerati ad alto rischio, ovvero inibitore IIb/IIIa e coronarografia.

Per quanto detto al punto b), il paziente viene giudicato ad alto rischio di evoluzione verso la morte o l'infarto se concomitano:

a) angina post-infartuale precoce;

b) elevati livelli di troponina;

c) instabilità emodinamica;

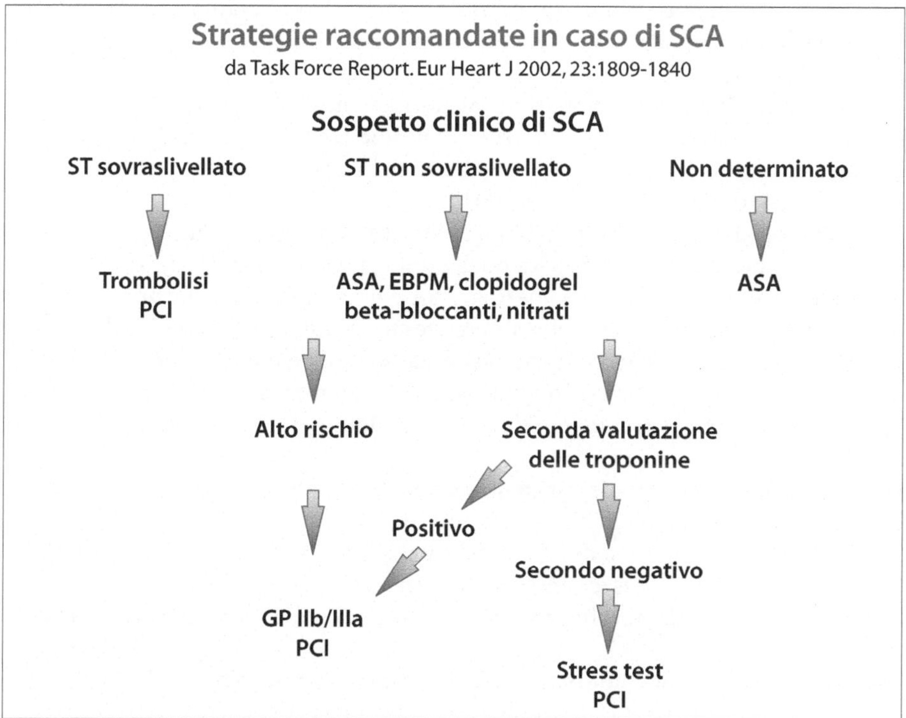

Fig. 1. Flow-chart comportamentale in caso di sospetto di SCA del tipo NSTEMI.

d) aritmie maggiori;
e) diabete mellito;
f) caratteristiche dell'ECG che precludono la valutazioni delle modifiche del seg-
    mento ST.

In questo caso, come detto → inibitori IIB/IIIa e coronarografia, ferma restando la terapia con clopidogrel iniziata in prima istanza.

Il paziente è, invece, giudicato a basso rischio per una rapida progressione
verso l'infarto o la morte se:
a) non sussiste ricorrenza di dolore toracico;
b) non sussiste deviazione del tratto ST, bensì si registrano onde T negative, oppu-
    re spianate, oppure ancora un ECG normale;
c) non sussiste aumento della troponina a 6-12 ore.

In tal caso → stress test avendo comunque iniziato una terapia antitrombotica
con ASA e clopidogrel e, laddove sussista indicazione, beta-bloccanti, nitroderivati o calcio antagonisti.

7.2 STEMI

Al contrario di quanto accaduto per l'angina instabile e l'IMA non Q, argomenti
che sono andati incontro a una sostanziale evoluzione e a radicali cambiamenti sia
di carattere nosologico, sia di approccio organizzativo e terapeutico, per ciò che
concerne l'IMA "classico" a ST sopraslivellato vi è stato, negli anni passati, un certo
periodo di stasi.

Infatti, nel 1999 è stato pubblicato l'aggiornamento [107] delle precedenti Linee
Guida a loro volta emesse nel 1996 [108]; le ultime Linee Guida stilate dalla Società
Europea di Cardiologia sono state pubblicate nel 2003 [51], mentre le Linee Guida
ACC/AHA sono state pubblicate nel 2004 [109].

Al di fuori delle Linee Guida, al fine di fornire uno schematismo operativo, una
traccia semplice e razionale appare quella impostata da Zahn [110]. Tale modello
ha previsto, oltre ovviamente a eparina, ASA e beta-bloccante, due approcci terapeutici differenti in funzione delle differenze strutturali e organizzative del Centro
ove giunge il paziente con crisi stenocardica: se giunge entro 12 ore dall'esordio
dei sintomi presso un Centro con una sala di emodinamica qualificata e disponibile, oppure se giunge presso un Ospedale non dotato di tali caratteristiche.

Ospedale con sala di emodinamica qualificata e disponibile
a) Terapia di prima scelta: PCI + inibitore IIb/IIIa
b) Trombolisi: solo in caso di rifiuto del cateterismo o quando il cateterismo non
    può essere posto in essere entro 90 minuti
c) Nessuna terapia di riperfusione se concomitano gravi patologie invalidanti.

Ospedale senza sala di emodinamica qualificata e disponibile
a) Terapia di prima scelta: trombolisi → trasferimento per *Rescue* PTCA in caso
    di persistenza di angina e/o alterazioni ECG per oltre 90 minuti dopo l'inizio

della trombolisi e/o evoluzione verso lo shock cardiogeno
b) Trasferimento in un Centro per PTCA in caso di shock cardiogeno, controindicazioni assolute alla trombolisi, rifiuto della trombolisi, eventualmente età >75 anni
c) Nessuna terapia di riperfusione se concomitano gravi patologie invalidanti.

Questo schematismo riprende in sostanza quanto già espresso da Boden e Mc Kay nella flow chart pubblicata in precedenza nel 2001 [106], e già citata: in essa si disegna un iter che prevede in caso di paziente a rischio, ovvero persistenza di dolore, alterazioni ECG con ST sopraslivellato, incremento dei marker enzimatici di necrosi:
a) in prima istanza una terapia antischemica (nitrato e.v. e beta-bloccante), una terapia antiaggregante (ASA, clopidogrel), una terapia antitrombinica (ENF o a basso peso molecolare). Quindi
b) se laboratorio di emodinamica disponibile → abciximab e PCI;
c) se laboratorio di emodinamica non disponibile → fibrinolisi con o senza inibitore GP IIb/IIIa;
d) follow-up con ASA, clopidogrel, beta-bloccante, ACE-inibitore se indicato, statina.

Le citate ultime Linee Guida recentemente pubblicate, nel contesto della terapia di riperfusione, inseriscono l'angioplastica primaria in classe I, laddove effettuabile da un team di provata esperienza (medici che eseguono almeno 75 PTCA/anno e Centri che eseguono almeno 200 PTCA/anno) ed entro 90 minuti dal primo contatto medico-paziente.

L'obbligatorietà è prevista anche in caso di shock cardiogeno o controindicazioni alla trombolisi.

Per quanto derivato dagli studi descritti in precedenza (vedi pag. 49) l'associazione PTCA - abciximab (+ eparina e ASA) è stata inserita in classe I, mentre l'associazione abciximab-stenting e la *rescue*-PTCA in classe II.

L'impiego della trombolisi secondo le ultime Linee Guida statunitensi del 2004 deve, invece, essere garantito ai pazienti che giungono all'osservazione medica entro due-tre ore dall'esordio dei sintomi, soprattutto se il Centro in cui si opera non consente di effettuare l'angioplastica *in situ* e occorre organizzare un trasporto verso altra sede con ovvia perdita di un tempo sfruttabile con la ricanalizzazione farmacologica [109].

Indicazioni, queste, sicuramente destinate a una rapida ulteriore modifica se si prevede la diffusione di una metodologia che implichi il trasferimento sistematico del paziente dal Centro senza laboratorio di emodinamica a quello dotato di tale struttura. Questo provvedimento è indicato dai risultati dei trial in materia, l'ultimo dei quali, il DANAMI2 [111], ha dimostrato un'incidenza di endpoint primario (morte, reinfarto o stroke a 30 giorni) dell'8,5% nei pazienti sottoposti a PTCA contro il 14,2% registrato nei pazienti sottoposti a trombolisi. Trasferimento, ovviamente, da organizzare e porre in essere avendo già iniziato il trattamento con il trombolitico in bolo ovvero con gli inibitori GP IIb/IIIa.

8. Conclusioni

Le argomentazioni che la letteratura propone in tema di management della SCA sono complesse, sia dal punto di vista della scelta delle opzioni farmacologiche, sia da quello della scelta delle modalità strettamente operative e organizzative.

Volendo riassumere in una sorta di decalogo, possiamo schematizzarle come segue.

1) Di fronte a un paziente con dolore toracico, nel caso si sospetti un'eziopatogenesi coronarica, già nell'area di Pronto Soccorso e ancor di più in reparto di cardiologia o medicina, è necessario stilare il punteggio di rischio così come indicato dal TIMI *Risk Score,* sia che si tratti di NSTEMI, sia che si tratti di STEMI.

2) Nel calcolo del punteggio TIMI è stata codificata la centralità del ruolo dei marker di necrosi miocardica e, in particolare, della troponina utile per riconoscere i pazienti da un lato affetti dal cosiddetto "microinfarto" e, dall'altro, con prognosi più sfavorevole e quindi passibili di un atteggiamento clinico/terapeutico più "aggressivo".

3) In caso di NSTEMI la terapia di base coronaroattiva rimane il beta-bloccante e il nitroderivato cui è da aggiungere la statina (anche per l'effetto stabilizzante sulla placca) e l'ACE-inibitore laddove questo trovi indicazione.

4) In riferimento alla terapia antitrombotica, ASA ed ENF rimangono punti fissi del trattamento, sebbene a quest'ultima sia da preferire l'EBPM per le caratteristiche di maneggevolezza, praticità d'uso ed efficacia clinica. Tra le EBPM enoxaparina è apparsa come la più convincente per ciò che concerne l'effetto sulla riduzione degli eventi nel follow-up.

5) Rispetto a eparina e ad ASA, le Linee Guida indicano come trattamento ormai irrinunciabile quello con clopidogrel, da includere già in prima battuta nel pool di farmaci da impiegare ancor prima di avere preso delle decisioni riguardo alle procedure interventistiche.

6) Clopidogrel deve essere impiegato indipendentemente dal punteggio TIMI, quindi indipendentemente dal grado di rischio del quadro clinico/strumentale.

7) Nel caso il paziente venga classificato a basso rischio si opterà per la valutazione non invasiva della riserva coronarica; se, al contrario, il paziente rientra nel gruppo a medio-alto rischio, il destino finale deve essere quello della valutazione angiografica, prevedendo nel contempo il pretrattamento con un inibitore delle glicoproteine IIb/IIIa. Dovranno essere privilegiate le piccole molecole (eptifibatide o tirofiban) se la procedura interventistica risulta dilazionata di 48 ore per motivi organizzativi/logistici; altrimenti, optare per abciximab se la procedura di angioplastica coronarica viene posta in essere in tempi immediati.

8) Il trattamento con ASA deve essere prolungato senza limiti mentre clopidogrel, allo stato attuale delle conoscenze, deve essere proseguito per un periodo minimo di nove-dodici mesi essendo stata dimostrata la sua efficacia clinica, in termini di riduzione di eventi, non solo nel breve, ma anche nel lungo periodo.

9) In caso di STEMI la trombolisi farmacologica rimane il fulcro della terapia della fase acuta, associata a eparina, ASA, beta-bloccante e statina, riservando invece il nitroderivato e l'ACE-inibitore ai casi in cui sussiste l'indicazione (dolore stenocardico persistente, necessità di controllare valori di pressione elevati, angina post-infartuale precoce, scompenso cardiaco, dilatazione ventricolare sinistra e rimodellamento).

10) Nei Centri dove è organizzativamente attuabile, l'angioplastica coronarica con STENT è invece la terapia di scelta, meglio se associata all'inibitore delle glicoproteine IIb/IIIa (angioplastica "facilitata"). Ancora in fase di valutazione l'opzione di un sistematico trasferimento del paziente dal Centro non dotato al Centro dotato di sezione di emodinamica attiva 24 ore su 24 al fine di porre in atto la PTCA primaria/facilitata.

Al di là di queste indicazioni è tuttavia certo che gli ultimi trattamenti antitrombotici sono ancora sottoutilizzati dalla classe medica.

L'Euro Heart Survey ACS [5] indica che l'EBPM viene impiegata nel 47,8% dei casi di STEMI e nel 58,1% dei casi di NSTEMI, gli inibitori GP IIb/IIIa rispettivamente nel 19,6 e nel 10%, clopidogrel nel 23,3 e nel 16,6%.

Dall'indagine GRACE, pubblicata nel 2002 e riferita al periodo aprile 99-dicembre 2000 [6], emergeva che l'EBPM veniva impiegata in Europa nel 63% dei pazienti, gli inibitori GP IIb/IIIa nel 14% contro le percentuali statunitensi rispettivamente del 12 e 32%.

Un aggiornamento di tale indagine uscita nel 2003 [112] indica che nel 2001 le percentuali europee erano rispettivamente salite all'86,8% per l'EBPM e al 26,8% per gli inibitori IIB/IIIa contro i valori statunitensi rispettivamente del 24 e 51,5%.

In Italia, lo studio BLITZ 1 [113] ha portato a conoscenza che gli inibitori IIb-IIIa vengono utilizzati solo nel 18% dei pazienti con STEMI e nel 22% dei pazienti ricoverati per NSTEMI, mentre clopidogrel nel 7 e 4%, rispettivamente.

Nella fase post-ospedaliera, veniva segnalata all'epoca dello studio una prescrizione di clopidogrel solo nel 5 e nel 2% dei pazienti dimessi, rispettivamente, con diagnosi di STEMI e NSTEMI, sebbene sia da sottolineare che tali dati sono precedenti alla pubblicazione del CURE (lo studio BLITZ 2, di prossima pubblicazione, ci dirà se tale tendenza ha subito un miglioramento).

Importanti le differenze in funzione anche della disponibilità o meno del laboratorio di emodinamica: infatti, se non vi è sostanziale differenza per l'EBPM (rispettivamente, 43 e 54%), la differenza diviene sensibile per gli inibitori GP IIb/IIIa laddove vengono impiegati nel 20% dei casi nei Centri con laboratorio di emodinamica e solo nel 4% dei pazienti nei Centri che non dispongono del laboratorio di emodinamica [6].

Le osservazioni che derivano dal Registro Nazionale dell'Infarto Miocardico statunitense (NRMI4) indicano che su 60.770 pazienti affetti da NSTEMI e registrati tra il luglio 2000 e il luglio 2001, solo il 25% dei pazienti candidabili alla terapia con inibitori GP IIb/IIIa riceve in realtà tale trattamento e che i pazienti anziani, le donne, gli appartenenti a razza diversa da quella bianca, nonché coloro che sono sprovvisti di assicurazione privata sono i sottogruppi ai quali più di frequente viene negato tale approccio terapeutico [114]. E ciò nonostante il fatto che nello stesso Registro si evidenzi come la prognosi sia migliore nei pazienti che usufruiscono di tale terapia (mortalità 3,3% vs. 9,6%, p<0,0001) e come la stessa prognosi sia influenzata ancor più positivamente se il trattamento viene effettuato il più precocemente possibile e nei pazienti più a rischio, ferma restando e confermandosi l'indicazione di abciximab essenzialmente in caso di procedura interventistica e di tirofiban anche quando si adotti un approccio esclusivamente conservativo.

Si tratta, probabilmente, almeno nella nostra realtà, di "prendere la mano" con questi nuovi agenti farmacologici e, soprattutto, non "farsi prendere la mano" dalle problematiche dei costi.

Sebbene alcuni dati della letteratura siano a favore dell'atteggiamento aggressivo anche in funzione di un risparmio economico [77], è comunque innegabile che, in linea generale, l'aumento del numero di agenti farmacologici oggi a nostra

Tabella 1. L'evoluzione della terapia nella SCA

Periodo	Interventi	Terapia di protezione del miocardio ischemico
Anni '60	Nessuno	Prevenzione e trattamento delle complicanze
Anni '70	↓ delle richieste miocardiche di O_2	Beta-bloccanti Nitroderivati
Anni '80	↓ delle richieste miocardiche di O_2	Beta-bloccanti Nitroderivati Ca^{++} antagonisti (verapamil, diltiazem)
	+	+
Anni '90	↑ dell'offerta miocardica di O_2 attraverso la "early patency" coronarica Effetto sulla funzione e sul rimodellamento ventricolare	Trombolisi (+ ASA, + eparina) PTCA primaria/ facilitata/rescue bypass in urgenza + ACE-inibitori
	+	
Fine anni '90/ inizio terzo millennio	Potenziamento effetto anti-trombotico	EBPM Inibitori GP IIb/IIIa (tirofiban, eptifibatide abciximab), clopidogrel

disposizione e, quindi, impiegabili per il trattamento della SCA, e ancor più l'estensione delle indicazioni alla coronarografia e all'angioplastica, implicano inevitabilmente un incremento della spesa.

Pur tuttavia è anche vero che tutti i nuovi mezzi che nel corso degli anni abbiamo potuto offrire al paziente (Tabella 1) hanno progressivamente migliorato nel tempo la qualità di vita del coronaropatico, come per esempio dimostrato dalla riduzione delle successive riospedalizzazioni, e hanno portato, nel corso degli anni, a una drastica riduzione della mortalità, essendosi, questa, ormai assestata (con il miglior trattamento disponibile) nell'angina instabile/IMA non Q intorno al 5% e variando, nell'infarto Q senza shock cardiogeno, da un minimo del 2 a un massimo del 9%.

9. Appendice

9.1 Abciximab

Caratteristiche

È il frammento Fab dell'anticorpo monoclonale chimerico 7E3 ed è diretto contro il recettore glicoproteico IIb/IIIa (GP IIa/IIIb) situato sulla superficie piastrinica. Il farmaco inibisce pertanto l'aggregazione piastrinica prevenendo il legame del fibrinogeno, del fattore di von Willebrand e di altre molecole adesive con i siti recettoriali GP IIa/IIIB presenti sulle piastrine attivate.

L'inibizione della funzione piastrinica è dose dipendente, e a due ore dalla somministrazione dei dosaggi più elevati (0,25 e 0,30 mg/kg) più dell'80% dei recettori IIB/IIIa è risultato bloccato e l'aggregazione piastrinica in risposta all'ADP pressoché abolita (il blocco dell'80% dei recettori è stato scelto come obiettivo di efficacia famacologica). Sia con il dosaggio di 0,15 mg/kg, sia con quello da 0,30 mg/kg il tempo di sanguinamento medio è aumentato oltre i 30 minuti.

Altre caratteristiche farmacocinetiche

Dopo la somministrazione in bolo e.v. di abciximab le concentrazioni plasmatiche diminuiscono molto rapidamente con un'emivita iniziale di 10 minuti e un'emivita di seconda fase di 30 minuti; la funzione piastrinica viene ripristinata entro 48 ore anche se il farmaco permane in circolo diversi giorni e un basso livello di blocco dei recettori GPIIb/IIIa sia stato osservato sino a 10 giorni dopo l'interruzione della somministrazione. Al termine del periodo d'infusione e.v. le concentrazioni plasmatiche si riducono rapidamente entro 6 ore e, successivamente, con un ritmo più lento.

Indicazioni

Sindrome coronarica acuta trattata con angioplastica.

Avvertenze

Il farmaco deve essere somministrato in ambienti che dispongano di personale specializzato e di strutture che consentano una pronta disponibilità dei test di laboratorio e degli emoderivati nel caso il paziente necessiti di trasfusioni di sangue o piastrine.

Abciximab deve essere usato in associazione ad ASA (dose non inferiore a 300 mg/die) e all'eparina in modo da ottenere un ACT >200 s (se prima della PTCA l'ACT <150 s: bolo di eparina pari a 70 U/kg, se ACT 150-199 s: bolo di 50 U/kg; successivo controllo dell'ACT e se questo è inferiore a 200 s: ulteriore bolo di 20 U/kg sino a ottenere un ACT >200 s). In alternativa ai boli aggiuntivi di eparina, durante la PTCA è possibile effettuare un'infusione continua di 7 U/kg/ora da interrompere immediatamente dopo il completamento della procedura, rimuovendo la cannula dopo 4-6 ore e solo avendo raggiunto un PTT <50 s o un ACT <175 s. Da raccomandare, dopo la procedura di cateterismo, il riposo a letto (con angolazione della testiera < 30°) ancora per 6-8 ore dopo la rimozione della cannula.

Nella prevenzione delle emorragie gastrointestinali è utile la somministrazione preventiva di farmaci anti H2.

Particolare cautela è da porre nei confronti dei pazienti di età superiore a 65 anni.

Particolari sono le modalità di preparazione del farmaco, sia per il bolo, sia per l'infusione. Si raccomanda d'infondere il farmaco in una via venosa indipendente e di non miscelarlo con altri farmaci; inoltre le preparazioni che contengano particelle opache non devono essere somministrate.

Bolo:
- applicare sulla siringa il filtro sterile, non pirogenico, a basso legame con le proteine (filtro Millipore Millex GV-SLGV 025 BS) e un ago da iniezione;
- aspirare attraverso il filtro la dose calcolata per il bolo;
- controllare che la punta dell'ago si trovi sempre immersa nel liquido in quanto se si aspira aria attraverso il filtro questo perde la propria efficacia;
- asportare il filtro e 10 minuti prima della PTCA iniettare in vena in 1 minuto la dose calcolata per il bolo.

Infusione:
- aspirare 4,5 ml (=9 mg) di abciximab con la stessa metodica spiegata per il bolo e diluire in soluzione sterile isotonica al cloruro di sodio o glucosata 5%.

Controindicazioni

Il farmaco è controindicato nelle seguenti condizioni: diatesi emorragica, storia di accidente cerebrovascolare nei due anni precedenti, intervento chirurgico o trauma cranico/spinale nei due mesi precedenti, neoplasie, malformazioni vascolari, ipertensione grave non controllata, trombocitopenia, retinopatia ipertensiva o diabetica, grave insufficienza epatica o renale; ipersensibilità nota al farmaco o a un qualsiasi componente del prodotto o ad anticorpi monoclonali murini.

Effetti collaterali

Manifestazioni emorragiche (segnalate nel 14-17% dei casi); nausea, vomito, trombocitopenia (da considerare la trasfusione di piastrine in caso di un calo a valori inferiori a 50.000/mm^3); reazioni allergiche.

Modalità d'impiego

Bolo: 0,25 mg/kg (0,125 ml/kg) in 1 minuto

Bolo di abciximab in ml (mg): 0,125 ml (0,25 mg)/kg

peso:	45	46	47	48	49	50	51	52	53	54	55	56	57	58	59	60
bolo:	5,6	5,8	5,9	6,0	6,1	6,2	6,4	6,5	6,6	6,8	6,9	7,0	7,1	7,2	7,4	7,5
peso:	61	62	63	64	65	66	67	68	69	70	71	72	73	74	75	76
bolo:	7,6	7,8	7,9	8,0	8,1	8,2	8,4	8,5	8,6	8,8	8,9	9,0	9,1	9,2	9,4	9,5
peso:	77	78	79	80	81	82	83	84	85	86	87	88	89	90	91	92
bolo:	9,6	9,8	9,9	10,0	10,1	10,2	10,4	10,5	10,6	10,8	10,9	11	11,1	11,2	11,4	11,5

bolo espresso in ml da iniettare in 1 minuto

Infusione: - 10 mcg/min per 12-24 ore indipendentemente dal peso corporeo oppure 0,125 mcg/kg/min per 12-24 ore;
- in caso di diluizione di 5 ml (=10 mg in 250 cc), infondere alla velocità di 15 ml/ora per 12 ore;
- in caso di diluizione in 50 cc (pompa siringa) infondere alla velocità di 4,1 ml/ora.

9.2 Eptifibatide

Caratteristiche

Antiaggregante piastrinico, eptapeptide ciclico sintetico contenente sei aminoacidi, che inibisce reversibilmente, dose e concentrazione dipendente, l'aggregazione piastrinica ostacolando il legame con il fibrinogeno, il fattore di von Willebrand e gli altri leganti adesivi ai recettori delle glicoproteine GPIIb-IIIa.

Altre caratteristiche farmacocinetiche

- Clearance plasmatica: 55-80 ml/kg/ora
- Volume di distribuzione: 185-260 ml/kg
- Emivita di eliminazione: 2,5 ore
- Legame con le proteine plasmatiche: 25%
- Livello medio d'inibizione piastrinica con la dose di 2 gamma/kg/min: 80%;
- Escrezione renale: 50% della clearance totale
- Il 50% viene escreto immodificato
- Ritorno alla normale aggregazione piastrinica dopo sospensione del farmaco: entro 4 ore dal termine dell'infusione.

Indicazioni

SCA (angina instabile, infarto non Q, non-ST *elevation myocardial infarction*) trattata o meno con angioplastica coronarica.

Avvertenze

Cautela nei pazienti con diatesi emorragica, in terapia con altri farmaci anticoagulanti, FANS, nei pazienti con insufficienza renale e/o epatica. Il farmaco presenta le controindicazioni classiche dei farmaci antiaggreganti/anticoagulanti.
Deve essere usato con ASA e/o ENF o EBPM.

Effetti collaterali

Sanguinamenti, piastrinopenia, turbe gastrointestinali, reazioni cutanee.

Modalità d'impiego

E.v.: bolo 180 mcg/kg
infusione 2 mcg/kg/min sino a 72 ore

9.3 Tirofiban

Caratteristiche
Antiaggregante piastrinico, antagonista non peptidico del recettore GP IIb/IIIa di superficie piastrinica.

Il farmaco ostacola il legame del fibrinogeno ai recettori delle glicoproteine GP IIb/IIIa.

Altre caratteristiche farmacocinetiche
- Emivita di eliminazione: 2 ore
- Non si lega in misura elevata alle proteine plasmatiche
- Volume di distribuzione: 30 lt circa
- Clearance plasmatica: 250 ml/min
- Clearance renale: 39-69% della clearance plasmatica
- Frazione libera nel plasma: 35%
- Escrezione renale: 66%; fecale: 23 %; entrambi come tirofiban immodificato
- Ritorno a un'attività piastrinica responsabile di emostasi: entro 4 ore dal termine dell'infusione
- Il 50% della funzione piastrinica torna ai valori basali dopo 1,5 ore
- L'attività piastrinica torna ai valori di base entro 8 ore.

Indicazioni
SCA (angina instabile, infarto non Q, non-ST *elevation myocardial infarction*) trattata o meno con angioplastica coronarica.

Avvertenze
Cautela nei pazienti con diatesi emorragica, in terapia con altri farmaci anticoagulanti, FANS, nei pazienti con insufficienza renale e/o epatica. Il farmaco presenta le controindicazioni classiche dei farmaci antiaggreganti/anticoagulanti.
Deve essere usato con ASA e/o ENF o EBPM.
Nei pazienti con insufficienza renale la dose deve essere dimezzata.

Effetti collaterali
Sanguinamenti, piastrinopenia, turbe gastrointestinali, reazioni cutanee.

Modalità d'impiego
E.v. per 48-96 ore massimo; l'infusione deve essere proseguita per almeno 12 ore e non oltre le 24 ore dall'angioplastica.

Estrarre 50 ml da un contenitore di 250 ml e sostituire con 50 ml di tirofiban.
Infusione di carico: 0,4 gamma /kg/min per 30 minuti
Infusione di mantenimento: 0,1 gamma/kg/min

Tirofiban: schema d'infusione
Per una corretta somministrazione è consigliato riferirsi al seguente schema:

Tirofiban: schema d'infusione
12,5 mg in 250 cc (o 5 pompe-siringa da 50 cc in successione)

Dose	Carico	Infusione continua
	Velocità infusione (cc/ora)	
Peso		
30-37	16	4
38-45	20	5
46-54	24	6
55-62	28	7
63-70	32	8
71-79	36	9
80-87	40	10
88-95	44	11
96-104	48	12
105-112	52	13

9.4 Clopidogrel

Caratteristiche

Antiaggregante piastrinico che inibisce selettivamente il legame dell'ADP al suo recettore piastrinico e, di conseguenza, l'attivazione del complesso GPIIb-IIIa mediata dall'ADP. Il farmaco agisce modificando irreversibilmente il recettore piastrinico per l'ADP: di conseguenza le piastrine esposte a clopidogrel sono influenzate per il resto della loro vita e il recupero della funzione piastrinica normale avviene a una velocità proporzionale al ricambio piastrinico.

Altre caratteristiche farmacocinetiche
- È un profarmaco
- Rapido assorbimento per via orale
- Metabolizzazione epatica
- Il suo metabolita attivo, derivato tiolico, è formato dall'ossidazione di clopidogrel in 2-oxo-clopidogrel e successiva idrolisi
- Emivita di eliminazione: 8 ore
- Legame con le proteine plasmatiche: 98%
- Livello medio d'inibizione piastrinica con la dose di 75 mg: 40-60%
- Ritorno alla normale aggregazione piastrinica dopo sospensione del farmaco: 7 giorni.

Avvertenze
Cautela nei pazienti con diatesi emorragica, in terapia con altri farmaci antiaggreganti, anticoagulanti, FANS.

Indicazioni
Prevenzione di eventi di origine aterotrombotica in:

- Pazienti affetti da infarto miocardico (da pochi giorni fino a meno di 35), ictus ischemico (da 7 giorni fino a meno di 6 mesi) o arteriopatia obliterante periferica comprovata.
- Pazienti affetti da SCA senza innalzamento del tratto ST (angina instabile o infarto miocardico senza onde Q) in associazione con ASA.

Effetti collaterali
Sanguinamenti, piastrinopenia, turbe gastrointestinali, reazioni cutanee.

Modalità d'impiego
Per via orale: nei pazienti con SCA dose di carico di 300 mg quindi 75 mg/die (in associazione con ASA, meglio a 100 mg/die). I dati degli studi clinici sostengono l'uso fino a 12 mesi e il beneficio massimo è stato osservato a 3 mesi.

Bibliografia

1. GISSI 1 Study Group (1987) Long-term effects of intravenous thrombolysis in acute myocardial infarction: final report of the GISSI Study. Lancet ii:871-874
2. Chiarella F, Di Chiara M (2002) Che cosa è cambiato nella epidemiologia dallo studio GISSI-Ritardo Evitabile allo studio BLITZ. In: Cardiologia 2002. 36° Convegno Internazionale del Dipartimento Cardio-Toraco-Vascolare A. De Gasperis, pp 58-63
3. Valagussa F (1996) L'attacco cardiaco e il ritardo evitabile nel nostro paese. G Ital Cardiol 26:803-806
4. Balli E, Bonfanti E, Franzosi MG e i Ricercatori dello Studio GISSI Ritardo Evitabile (1996) Epidemiologia del ritardo evitabile nel trattamento dell'infarto miocardico acuto: lo studio GISSI Ritardo Evitabile. G Ital Cardiol 26:807-820
5. Hasdai D, Behar S, Wallentin L et al (2002) A prospective survey of the characteristics, treatments and outcomes of patients with acute coronary syndromes in Europe and the Mediterranean basin. The Euro Heart Survey of Acute Coronary Syndromes (Euro Heart Survey ACS). Eur Heart J 23:1190-1201
6. Fox KAA, Goodman SG, Klein W et al (2002) Management of acute coronary syndromes. Variation in practice and outcome. Findings from the Global Registry of Acute Coronary Events (GRACE). Eur Heart J 23:1177-1189
7. Piccolo E, Delise P, Raviere A, Danese F (1981) Alterazioni della ripolarizzazione ventricolare (ST-T e QT). In: Piccolo E (ed) Elettrocardiografia e vettorcardiografia. Piccin, Padova, pp 281-340
8. Piccolo E (2002) L'elettrocardiogramma nell'ischemia miocardica acuta. Cardiol Extraosp 2:124-131
9. Mirvis DM, Golberger AL (2001) Electrocardiography. In: E Braunwald, DP Zipes, P Libby (eds) Heart Disease. A textbook of Cardiovascular Medicine, 6th Edition. WB Saunders Company, pp 82-125
10. Phibbs B, Marcus F, Marriot HJ (1999) Q-wave versus non-Q wave myocardial infarction: a meaningless distinction. J Am Coll Cardiol 33:576-582
11. Nyman I, Areskog NH, Swahn E, Wallentin L (1993) Very early stratification by electrocardiogram at rest in men with suspected unstable coronary heart disease. The RISC Study Group. J Intern Med 234:293-301
12. World Health Organization Report of Joint International Society and Federation of Cardiology/World Health Organization Task Force on Standardization of Clinical Nomenclature (1979) Nomenclature and criteria for diagnosis of ischemic heart disease. Circulation 56:607-609
13. The Joint European Society of Cardiology/American College of Cardiology Committee (2000) Myocardial Infarction redefined. A Consensus Document of the Joint European Society of Cardiology/American College of Cardiology Committee for the redefinition of myocardial infarction. Eur Heart J 21:1502-1513
14. The Joint European Society of Cardiology/American College of Cardiology Committee (2000) Myocardial Infarction redefined. A Consensus Document of the Joint European Society of Cardiology/American College of Cardiology Committee for the redefinition of myocardial infarction. J Am Coll Cardiol 36:959-969
15. The Joint European Society of Cardiology/American College of Cardiology Committee (2001) Myocardial Infarction redefined. A Consensus Document of the Joint European Society of Cardiology/American College of Cardiology Committee for the redefinition of myocardial infarction. Clin Chem 47:382-432
16. Cernigliaro C (2002) Troponine e cardiopatia ischemica. Cardiologia Extraospedaliera 8:271-275
17. Montague C, Kirker T (1995) Myoglobin in the early evaluation of acute chest pain. Am J Clin Pathol 104:472-476
18. Panteghini M (1998) Serum isoforms of creatin kinase isoenzymes. Clin Biochem 21:211-218
19. Galvani M, Ottani F, Ferrini D, Nicolini F (1999) Sindromi coronariche acute: i marker biochimici come guida all'iter decisionale. 33° Convegno Internazionale del Dipartimento Cardiologico A. De Gasperis. Cardiologia 1999, pp 93-104
20. Galvani M, Ferrini D, Ottani F (2000), Evoluzione dei criteri per la diagnosi di infarto miocardico. 34°

Convegno Internazionale del Dipartimento Cardiologico A. De Gasperis, Cardiologia 2000, pp 63-71
21. Ottani F, Galvani M, Dolci A et al (2002) I marcatori di danno miocardico nella diagnosi di IMA: la realtà italiana nell'anno 2000. Ital Heart J 3:933-942
22. Galvani M, Panteghini M, Ottani F et al (2002) Linee Guida. La nuova definizione di infarto miocardico: analisi del documento di consenso ESC/ACC e riflessioni sulla applicabilità alla realtà sanitaria italiana. Ital Heart J 3:955-970
23. Di Chiara A, Greco C, Savonitto S et al (2002) L'infarto miocardico ridefinito a proposito del documento di consenso dell'ESC/ACC. Ital Heart J 3: 208-214
24. Mc Laurin MD, Apple FS, Voss EM et al (1997) Cardiac troponin I, cardiac troponin T, and CK-MB in dyalisis patients without ischemic heart disease: evidence of cardiac troponin T expression in skeletal muscle. Clin Chem 43:976-982
25. Porter GA, Norton T, Bennet W et al (1998) Troponin T, a predictor of death in chronic hemodialysis patients. Eur Heart J 19:34-37
26. Opie LH (2001) Normal and abnormal cardiac function. In: Braunwald E, Zipes DP, Libby P (eds) Heart Disease. A textbook of Cardiovascular Medicine, 6th Edition. WB Saunders Company, pp 443-478
27. Scheuer J, Penpargkul S (1980) Metabolismo miocardico. In: Willerson JT, Sanders CA (eds) Malattie del cuore. Pensiero Scientifico, pp 55-77
28. Aronson RR (1990) Scompenso cardiaco congestizio: meccanismi cellulari della contrazione. In: E Goldberger (ed) Trattato di cardiologia clinica. SEU editrice, Roma, pp 421-429
29. Galvani M, Ottani F, Ferrini D (2002) La nuova definizione di infarto miocardico: problematiche cliniche, organizzative ed economiche. Cardiologia 2002. 36° Convegno Internazionale del Dipartimento Cardiologico A. De Gasperis, pp 46-53
30. Lindahl B, Venge P, Wallentin L (1996) Relation between troponin T and the risk of subsequent cardiac events in unstable coronary artery disease. The FRISC Study Group. Circulation 93:1652-1657
31. Luscher MS, Thygesen K, Ravkilde J et al (1997) Applicability of cardiac troponin T and I for early risk stratification in unstable coronary artery disease. TRIM study Group Thrombin Inhibition in Myocardial Ischemia. Circulation 96: 2578-2585
32. Antman EM, Tanasijevic MJ, Thompson B et al (1996) Cardiac specific Troponin I level to predict the risk of mortality in patients with acute coronary syndromes. N Engl J Med 335:1342-1349
33. Ottani F, Galvani M, Nicolini F (1999) Quantification of the prognostic role of cardiac troponins through a cumulative meta-analysis of the available clinical trials. Eur Heart J 20:[Suppl 396] (abstract)
34. Ottani F, Galvani M, Nicolini F (2000) Ruolo dei marcatori biochimici di danno miocardico nella pratica clinica: diagnosi di infarto e stratificazione del rischio. Ital Heart J 1:54-64
35. Hamm CW, Heeschen C, Goldmann B et al (1999) For the CAPTURE Study Investigator. Benefit of abciximab in patients with refractory unstable angina in relation to serum Troponin T levels. N Engl J Med 340:1623-1629
36. De Filippi CR, Tocchi M, Parmar RJ et al (2000) Cardiac troponin T in chest pain unit patients without ischemia electrocardiographic changes: angiographic correlates and long term clinical outcomes: J Am Coll Cardiol 35:1827-1834
37. Savonitto S, Ardissino R, Granger CB et al (1999) Prognostic value of the admission electrocardiogram in acute coronary syndromes. Results from the GUSTO IIb trial. JAMA 281:707-713
38. Norgaard BL, Andersen K, Dellborg M et al (1999) Admission risk assessment by cardiac troponin T in unstable coronary artery disease: additional prognostic information from continuous ST segment monitoring. TRIM Study Group. J Am Coll Cardiol 33:1519-1527
39. Morrow DA, Rifai N, Antman EM et al (1998) C-reactive protein is a potent predictor of mortality indipendently of and in combination with troponin T in acute coronary syndromes: a TIMI IIa substudy. Thrombolysis in Myocardial Infarction. J Am Coll Cardiol 31:1460-1465
40. Lindhal B, Andren B, Ohlsson J et al (1997) Risk stratification in unstable coronary disease. Additive value of troponin T determination and pre-discharge exercise tests. Eur Heart J 18:762 -770
41. Braunwald E, Antman EM, Beasley JW et al (2000) ACC/AHA guidelines for the management of patients with unstable angina and non-ST-segment elevation myocardial infarction: executive summary and recommandations: a report of American College of Cardiology /American Heart Association Task Force on practice Guidelines. J Am Coll Cardiol 36:970-1062
42. Antman EM, Corbalan R, Huber K, Jaffe AS (2001) Issues in early risk stratification for UA/NSTE-MI. Eur Heart J 3 [Suppl J]:6-14
43. Antman EM, Cohen M, Bernink PJ et al (2000) The TIMI Risk Score for Unstable Angina/Non-ST Elevation MI. A Method for prognostication and therapeutic decision making. JAMA 284: 835-842
44. Cannon CP, Weintraub WS, Demopoulos LA et al (2001) For the TACTICS- Thrombolysis in Myocardial Infarction 18 Investigators. Comparison of early invasive and conservative strategies

in patients unstable coronary syndromes treated with the glycoprotein IIb/IIIa inhibitor tirofiban. N Engl J Med 344:1879-1887

45. Morrow D, Antman E, Charlesworth A et al (2000) TIMI – Risk Score for ST-elevation myocardial infarction: a convenient, bedside, clinical score for risk assessment at presentation: an intravenous n-PA for treatment of infracting myocardium early II trial substudy. Circulation 102:2031-2037

46. Morrow DA, Antman EM, Giugliano RP et al (2001) A simple risk index for rapid initial triage of patients with ST-elevation myocardial infarction: an In-TIME II substudy. Lancet 358:1571-1575

47. ACC/AHA Guidelines Update for the Management of Patients with Unstable Angina and Non-ST-Segment Elevation Myocardial Infarction (2002) A Report of the American College of Cardiology/American Heart Association Task Force on Practice Guidelines (Commettee on the Management of Patients with Unstable Angina). www.ACC.org - www.americanheart.org

48. Management of acute coronary syndromes in patients presenting without persistent ST-segment elevation (2002) The Task Force on the Management of Acute Coronary Syndromes of the European Society of Cardiology. Eur Heart J 23:1809-1840

49. Mariotti R, Mauri F (2001) Linee Guida. Revisione ed aggiornamento delle Linee Guida sulla cardiopatia ischemica acuta. Infarto miocardico acuto. Ital Heart J 5:510-552

50. Federazione Italiana di Cardiologia. Documento di Consenso (2002) Infarto miocardico acuto con ST elevato persistente: verso un appropriato percorso diagnostico-terapeutico nella comunità. Ital Heart J 3:1127-1164

51. Van de Werf F, Ardissino D, Betriu A et al for the Management of Acute Myocardial Infarction of the European Society of Cardiology (2003) Management of acute myocardial infarction in patients presenting with persistent ST-segment elevation. Eur Heart J 24:28-66

52. Savonitto S (2000) Sindromi coronariche acute. Angina instabile e infarto miocardico non-Q. Il Pensiero Scientifico Editore, Roma

53. Cohen M, Demers C, Gurfinkel EP e al (1997) For the Efficacy and Safety of Subcutaneous Enoxaparin in non-Q-Wave Coronary Events Study Group. A comparison of low-molecular-weight heparin with unfractionated heparin for unstable coronary artery disease. N Engl J Med 337:447-452

54. Antman E, McCabe CH, Gurfinkel EP et al (1999) Enoxaparin prevents death and cardiac ischemic events in unstable angina/non-Q-wave myocardial infarction. Results of the thrombolysis in myocardial infarction (TIMI) 11 B trial. Circulation 100:1593-1601

55. Klein W, Buchwald A, Hillis SE et al on behalf of the FRIC investigators (1997) Comparison of low molecular weight heparin with unfractionated heparin for 6 weeks in the management of unstable coronary artery disease: Fragmin in Unstable Coronary artery Disease Study (FRIC). Circulation 96:61-68

56. Fragmin during Instability in Coronary Artery Disease (FRISC) Study Group (1996) Low-molecular weight heparin during instability in coronary artery disease. Lancet 347:561-568

57. The FRISC II Investigators (1999) Long-term-low-molecular-mass heparin in unstable coronary artery disease: FRISC II prospective randomised multicentre study. Lancet 354:701-707

58. FRAXIS Study Group (1999) Comparison of two treatments duration (6 days and 14 days) of low molecular weight heparin with a 6-day treatment in the initial management of unstable angina or non-Q wave myocardial infarction. FRAX.I.S. (FRAXiparine in Ischemic Syndrome). Eur Heart J 20:1553-1562

59. Antman EM, Cohen M, Radley D et al for the TIMI 11B and ESSENCE Investigators (1999) Assessment of the treatment effect of enoxaparin for unstable angina/non-Q-wave Myocardial Infarction TIMI 11B-ESSENCE Meta-Analysis. Circulation 100:1602-1608

60. Antman EM, Cohen M, Mc Cabe CH et al for the TIMI 11B and ESSENCE Investigators (2002) Enoxaparin is superior to unfractionated heparin for prevention clinical events at 1-year follow-up of TIMI 11B and ESSENCE. Eur Heart J 23:308-314

61. Gonzi G, Buratti S Ardissino D (2000) La gestione acuta e a lungo termine del paziente con angina instabile ed IMA non-Q: stato attuale della terapia farmacologica. In: Cardiologia 2000. 34° Convegno Internazionale del Dipartimento Cardiologico A. De Gasperis, pp 79-87

62. EPIC Investigators (1997) Use of monoclonal antibody directed against the platelet glycoprotein IIb/IIIa receptor in high-risk angioplasty. N Engl J Med 30:149-156

63. CAPTURE I (1997) Randomized placebo-controlled trial of abciximab before and during coronary intervention in refractory unstable angina: The Capture study. Lancet 349:1429-1435

64. EPILOG Investigators (1997) Platelet glycoprotein IIb/IIIa receptor blockade and low-dose heparin during percutaneous coronary revascularization. The EPILOG Investigators. N Engl J Med 336:1689-1696

65. EPISTENT Investigators (1998) Randomized placebo-controlled and balloon-angioplasty-controlled trial to assess safety of coronary stenting with use of platelet glycoprotein IIb/IIIa blockade. The EPISTENT Investigators. Evaluation of Platelet IIb/IIIa Inhibitor for Stenting. Lancet 352:87-92

66. IMPACT II Investigators (1997) Randomized placebo-controlled trial of effect of eptifibatide on complications of percutaneous coronary intervention: IMPACT II. Integrelin to Minimise Platelet Aggregation and Coronary Thrombosis-II. Lancet 349:1422-1428

67. RESTORE Investigators (1997) Effect of platelet glycoprotein IIb/IIIa blockade with tirofiban on adverse cardiac events in patients with unstable angina or acute myocardial infarction undergoing coronary angioplasty. The RESTORE Investigators. Randomized Efficacy Study of Tirofiban for Outcomes and Restenosis. Circulation 96:1445-1453

68. Topol EJ, Moliterno DJ, Herman HC et al for the TARGET Investigators (2001) Comparison of two platelet glycoprotein IIb/IIIa inhibitors, tirofiban and abciximab, for the prevention of ischemic events with percutaneous coronary revascularization. N Engl J Med 344:1888-1894

69. Kandzari DE, Califf RM (2002) TARGET versus GUSTO-IV: uso appropriato degli inibitori delle glicoproteine IIb/IIIa nelle sindromi coronariche acute e nell'intervento coronarico per via percutanea. Current Opinion in Cardiology 17:332-339

70. Boersma E, Harrington RA, Moliterno DJ et al (2002) Platelet glycoprotein IIb/IIIa inhibitors in acute coronary artery syndromes: a meta-analysis of all major randomised clinical trials. Lancet 359:189-198

71. PRISM (1998) A comparison of aspirin plus heparin for unstable angina Platelet Receptor Inhibition in Ischemic Syndrome Management (PRISM). Study Investigators. N Engl J Med 338: 1498-1505

72. PRISM-PLUS (1998) Inhibition of the platelet glycoprotein IIb/IIIa receptor with tirofiban in unstable angina and non-Q-wave myocardial infarction. Platelet Receptor Inhibition in Ischemic Syndrome Management in Patients Limited by unstable Signs and Symptoms (PRISM-PLUS) Study Investigators. N Engl J Med 338:1488-1497

73. PARAGON Investigators (1998) International, randomized, controlled trial of lamifiban (a platelet glycoprotein IIb/IIIa inhibitor), heparin, or both in unstable angina. The PARAGON Investigators. Platelet IIb/IIIa Antagonism for the Reduction of Acute Coronary Syndrome events in a Global Organization Network. Circulation 97:2386-2395

74. PURSUIT Investigators (1998) Inhibition of platelet glycopritein IIb/IIIa with eptifibatide in patients with acute coronary syndromes. The PURSUIT Trial Investigators. Platelet Glycoprotein IIb/IIIa in Unstable Angina: Receptor Suppression Using Integrilin Therapy. N Engl J Med 339:436-443

75. PARAGON-B Investigators (2002) Randomized, placebo-controlled trial of tritated IV Lamifiban for acute coronary syndrome. Circulation 105:316-321

76. GUSTO IV ACS Investigators (2001) Effect of glycoprotein IIb/IIIa receptor blocker abciximab on outcome of patients with acute coronary syndromes without early revascularization: GUSTO IV ACS randomized trial. Lancet 357:1915-1924

77. Mahoney EM, Jurkovitz C, Chu H et al (2001) Length of stay for the treatment of acute coronary syndromes: international experience from the TACTICS-TIMI 18 trial. Eur Heart J 22:223

78. Roffi M, Chew DP, Mukherjee D et al (2001) Platelet glycoprotein IIb/IIIa inhibitors reduce mortality in diabetic patients with non-ST-segment-elevation acute coronary syndromes. Circulation 104:2767-2672

79. Richichi G, Pristipino C (2001) Trasporto dei pazienti con infarto acuto al centro più vicino con disponibilità di angioplastica d'emergenza: perché, quando, dove e come? Ital Heart J 2:1061-1067

80. Roffi M, Chew DP, Mukherjee D et al (2002) Platelet glycoprotein IIb/IIIa inhibition in acute coronary syndromes. Gradient of benefit related to the revascularization strategy. Eur Heart J 23:1441-1448

81. Cohen M, Theroux P, White HD (2000) Anti-thrombotic combination using tirofiban and enoxaparin. The ACUTE II study. Circulation 102:II 826 (abstract)

82. Maseri A, Cianflone D, Marginato A et al (2002) Il ruolo del clopidogrel nelle sindromi coronariche acute senza sopraslivellamento di ST. Ital Heart J 3:187-197

83. CURE Study Investigators (2001) Effect of clopidogrel in addition to aspirin in patients with non-ST segment elevation acute coronary syndromes. The Clopidogrel in Unstable angina to prevent Recurrent Events (CURE) Trial Investigators. N Engl J Med 345:494-502

84. Budaj A, Yusuf S, Mehta AR et al for the CURE Trial Investigators (2002) Benefit of clopidogrel in patients with coronary syndromes without ST-segment elevation in various risk groups. Circulation 106:1622-1626

85. Yusuf S, Mehta AR, Zhao F et al for the CURE Trial Investigators (2003) Early and late effects of clopidogrel in patients with acute coronary syndromes. Circulation 107:966-972

86. Mehta SR, Yusuf S, Peters RJG et al (2001) Effects of pretreatment with clopidogrel and aspirin followed by long term therapy in patients undergoing percutaneous coronary intervention: the PCI CURE study. Lancet 358:527-533

87. Peters RJ, Mehta S, Fox K et al for the CURE Trial Investigators (2003) Effects of aspirin dose when used alone or in combination with clopidogrel in patients with acute coronary syndromes.

Observations from the Clopidogrel in Unstable angina to prevent Recurrent Events (CURE) Study. Circulation 108:1682-1687

88. Steinhubl SR, Berger PB, Mann III JT (2002) Early and sustained dual oral antiplatelet therapy following percutaneous coronary intervention: a randomized controlled trial. Clopidogrel for Reduction of Events During Observation (CREDO). JAMA 288:2411-2420

89. De Servi S, Vandoni P, D'Urbano A et al (2002) Strategie di "cure" e "tattiche" interventistiche nell'angina instabile/infarto non Q. Ital Heart J 3:943-948

90. Keeley EC, Boura JA, Grines CL (2003) Primary angioplasty versus intravenous thrombolytic therapy for acute myocardial infarction: a quantitative review of 23 randomized trials: The Lancet 361:13-20

91. Rogers WJ, Canto JG, Barron HV et al (2000) Treatment and outcome of myocardial infarction in hospitals with and without invasive capability. Investigators in the National Registry of Myocardial Infarction. J Am Coll Cardiol 35:371-379

92. Rogers WJ, Canto JG, Lambrew CT et al (2000) Temporal trends in the treatment of over 1,5 milion patients with myocardial infarction in the US from 1990 through 1999: the National Registry of Myocardial Infarction (NMRI) 1,2 and 3. J Am Coll Cardiol 36:2056-2063

93. Van't Hof AW, Liem A, Suryapranata H et al (1998) Angiographic assessment of myocardial reperfusion in patients treated with primary angioplasty for acute myocardial infarction: myocardial blush grade. Zwolle Myocardial Infarction Study Group. Circulation 97:2302-2306

94. Dibra A, Mehilli J, Dirschinger J et al (2003) Myocardial perfusion grade in angiographic correlates with myocardial salvage in patients with acute myocardial infarction treated with stenting or thrombolysis: J Am Col Cardiol 41:925-929

95. Zahn R, Schiele R, Schneider S et al (2001) Primary angioplasty versus intravenous thrombolysis in acute myocardial infarction: can we define soubgroups of patients benefiting most from primary angioplasty? Results from the pooled data of the Myocardial Individual Therapy in Acute Myocardial Infarction (MITRA) Registry and the Myocardial Infarction (MIR) Registry. J Am Coll Cardiol 37:1827-1835

96. Ross AM, Coyne KS, Reine JS et al (1999) A randomized trial comparing primary angioplasty with a strategy of short-acting thrombolysis and immediate planned rescue angioplasty in acute myocardial infarction: the PACT trial. PACT Investigators. Plasminogen-Activator Angioplasty Compatibility Trial. J Am Coll Cardiol 34:1954-1962

97. Brener SJ, Barr LA, Burchenal JE et al (1998) Randomized placebo-controlled trial of platelet glycoprotein IIb/IIIa blockade with primary angioplasty for acute myocardial infarction. ReoPro and Primary PTCA Organization and Randomized Trial (RAPPORT) Investigator. Circulation 98:734-741

98. Montalescot G, Barragan P, Wittenberg O et al (2001) Platelet glycoprotein Iib/IIIa inhibition with coronary stenting for acute myocardial infarction. N Engl J Med 344:1895-1903

99. Neumann FJ, Kastrati A, Schmitt C et al (2000) Effect of glycoprotein Iib/IIIa receptor blockade with abciximab on clinical and angiographic restenosis rate after the placement of coronary stents following acute myocardial infarction. J Am Coll Cardiol 35:915-921

100. Stone GW, Grine GL, Cox DA et al (2002) Comparison of angioplasty with stenting, with or without abciximab, in acute myocardial infarction. N Engl J Med 346:957-966

101. The GUSTO V Investigators (2001) Reperfusion therapy for acute myocardial infarction with fibrinolytic therapy or combination reduced fibrinolytic therapy and platelet glycoprotein IIb/IIIa inhibition: the GUSTO V randomized trial. Lancet 357:1905-1914

102. The ASSENT 3 Investigators (2001) Efficacy and safety of tenecteplase in combination with enoxaparin, abciximab, or unfractionated heparin: the ASSENT 3 randomized trial in acute myocardial infarction: Lancet 358:605-613

103. Assessment of the Safety and Efficacy of a new Thrombolytic (ASSENT 2) Investigators (1999) Single bolus tenecteplase compared with a front-loaded alteplase in acute myocardial infarction: the ASSENT 2 double blind randomized trial. Lancet 354:716-722

104. Barron HV, Fox NL, Berioli S et al (1999) A comparison of intracranial hemorrage rates in patients treated with tp-PA and tPA-TNK: impact of gender, age and low body weight. Circulation 100:I-1

105. Van de Werf F, Barron HV, Armstrong PW et al (2001) Incidence and predictors of bleedings events after fibrinolytic therapy with fibrin-specific agents: a comparison of TNK-tPA and rt-PA. Eur Heart J 22:2253-2261

106. Boden WE, Mc Kay RG (2001) Optimal treatment of acute coronary syndromes. An evolving strategy. N Engl J Med 344:1939-1942

107. Ryan TJ, Antman EM, Brooks NH et al (1999) 1999 Update: ACC/AHA Guidelines for the Management of patients with acute myocardial infarction: executive summary and recommendation: a report of the American College of Cardiology/American Heart Association Task Force on

Practice Guidelines (Commettee on Management of Acute Myocardial Infarction). Circulation 100:1016-1030

108. Commettee on Practice Guidelines for the Management of Acute Myocardial Infarction (1996) ACC/AHA Guidelines for the Management of patients with acute myocardial infarction. J Am Coll Cardiol 28:1328-1428

109. ACC/AHA (2004) Guidelines for the Management of Patients with ST-Elevation Myocardial Infarction - Executive Summary. Circulation 110:588-636

110. Zahn R, Senges J (2002) Primary angioplasty – the standard of treatment for acute ST segment elevation myocardial infarction? Emodinamica 28:9-18

111. Andersen HR, Nielsen TT, Rasmussen K et al (2003) For the DANAMI2 Investigators. A comparison of coronary angioplasty with fibrinolytic therapy in acute myocardial infarction. N Engl J Med 349:733-742

112. Fox KA, Goodman SG, Anderson FA et al on behalf of the GRACE Investigators (2003) From Guidelines to clinical practice: the impact of hospital and geographical characteristics on temporal trends in the management of acute coronary syndromes. The Global Registry of Acute Coronary Events (GRACE). Eur Heart J 24:1414-1424

113. Di Chiara A, Chiarella F, Savonitto S et al (2003) On behalf of the BLITZ Investigators. Epidemiology of acute myocardial infarction in the Italian CCU network. The BLITZ Study. Eur Heart J 24:1616-1629

114. Peterson ED, Pollack CV, Roe MT et al for the National Registry of Myocardial Infarction (NRMI) 4 Investigators (2003) Early use of Glycoprotein Iib/IIIa Inhibitors in Non-ST-Elevation Acute Myocardial Infarction. Observations from the National Registry of Myocardial Infarction 4. J Am Coll Cardiol 42:45-53